—— Lymphedema ——

淋巴水腫
消腫解痛聖經

**全方位照護知識 ✕ 3分鐘自療輕運動，
有效改善長年腫痛與不適**

國際淋巴水腫治療師／臺灣淋巴水腫暨腫脹學會申請創辦人

蔡孟婷 —— 著

suncolor
三采文化

正確的照護，讓身體邁向新生！

我經歷了長期慢性靜脈功能不全和靜脈潰瘍，導致嚴重的雙下肢淋巴水腫，除了嚴重腫脹外，甚至有深可見骨的傷口，使得日常生活行動受到影響和帶來劇烈的疼痛。在法國度假期間，當地醫師告訴我靜脈問題影響了淋巴系統，建議尋找專業人士治療。回到臺灣後，跑遍了各大醫院，卻不知道該找誰來幫助。感謝教會朋友的幫忙，找到了蔡孟婷治療師，讓我接受了整合性的消腫治療。得知蔡治療師是專科治療師後，終於找到解決問題的方向，心中一塊大石也落了下來。

蔡治療師清楚解釋了我的情況，這讓我想起一本法國童書。書中提到我們的身體是「活的」，以正確的方式讓身體「好好活著」非常重要。

治療之前，我很擔心會有疼痛感，但就像法國醫師所說的，淋巴系統治療是溫和的、不應該有疼痛。正確的治療幫助我的淋巴找到了正確回流路線。每次治療後，我的腳感到越來越輕盈、腫脹也逐漸減輕！我開始能散步、每天走更多路，體力也有所改善。因為淋巴水腫的有效控制，我得到醫師許可，完成了延宕已久的髖關節置換手術，也解決了身體其他部位的疼痛問題，改善我的生活品質。

我對臺灣有這樣的治療方式感到高興，同樣也高興有這一本書的解說。我相信書籍能帶給人們許多知識，而知識便是力量——用正確的方式照顧自己的力量！

Eliane DESFOSSES, Madame Dai　戴莉安

1999 年法國榮譽軍團國家教育騎士勳章獲頒人／前文藻外語大學法國語文系教師
《法語發音入門Les clés du français》作者／《Les clés de la diction du français 法語朗讀秘笈》協同作者

推薦序②

提供專業、清晰且安全的治療方向！

　　我的右腳從最初的腫脹到找到原因並接受治療，經歷了整整九年。在這段時間裡，我從工作、結婚、迎接兩個孩子陸續誕生，最後因蜂窩性組織炎導致腳腫脹大爆發，才真正被診斷出我的黃金右腳原來是「先天性淋巴水腫」。

　　在手術治療和整合性消腫物理治療之間，我選擇了非侵入性的治療方式。在治療期間，治療師根據我的情況制定了治療方案，我認真地遵從孟婷治療師教我的回家作業，堅持規律地遵守每個治療細節，終於看到我的腳慢慢消腫了。

　　淋巴水腫是一種慢性疾病，無法一蹴解決。它需要你花費時間和毅力，讓它聽從你的控制。只要認真配合專業治療師制定的消腫計劃，認真執行，你一定會收穫良好的效果。

　　這本書能在尋求治療師協助之前，為大家提供清晰且安全的方向。相信我們都能以更適切的方式來關注和照護各種淋巴水腫！

吳佳欣

廣品企業社、特東企業社總管

卓越手法令人讚嘆，恢復生活有信心！

當時頭頸癌的治療結束後，副作用毫不留情地迅速浮現。放腫科醫生曾向我們強調：「須注意淋巴水腫和延遲纖維化的重要性。」然而，在積極復健治療的過程中，一次驚恐的錯誤卻意外地帶來幸運，讓我們找到了淋巴水腫專科治療師蔡孟婷院長。

在治療過程中，我親眼見證了蔡院長輕柔的手法，精準地應對了淋巴水腫、疤痕沾黏和筋膜緊繃等問題。她在這專業領域的卓越表現令人讚嘆，也讓我們對恢復日常生活品質更有信心了。

我期待這本書能夠讓更多人深入了解淋巴水腫的範疇，並將這領域的專業知識推廣給所有需要的人。

陳盈如（病患家屬）

社團法人臺南市顯正協會理事長
興成發有限公司負責人

給予正確治療，提早恢復健康！

　　三年前我被診斷罹患唾液腺癌，除了完全切除腫瘤以及頸部二側淋巴，再配合化療和質子放射治療。此時，長庚腫瘤科醫師建議了淋巴引流的康復治療方式，以延緩組織纖維化。這是我第一次接觸到淋巴治療方式！

　　在臺北和桃園接受治療半年後，回到居住地卻發現，要找這類的物理治療師非常困難。記得在一次治療中身體出現破皮問題，當時我自己並沒有知覺，反而是物理治療師非常緊張地頻頻道歉，且私下推薦了蔡孟婷治療師。

　　經過蔡治療師的初步評估和分析，才真正了解自己所面臨的問題！接下來的兩年多治療中，我定期回診長庚醫院，主治醫師也對我的維持和康復情況給予高度讚許，並鼓勵我堅持下去！

　　當和他人分享我的經歷時，大多數人根本無法理解，就像書中提到的，淋巴水腫是一種「感覺不到、卻讓患者痛不欲生」的疾病！我何其幸運能在治療的初期就接觸到這種治療方式，並找到合適的物理治療師配合治療。

　　希望這本書能讓更多人了解徒手淋巴引流治療與傳統中醫推拿按摩治療的差異，讓大家能早日找到正確的治療方式！

黃聖文

臺灣土地銀行行員

淋巴水腫患者的自我保健工具書！

　　我在幾年前動了一個大手術，留下了淋巴水腫後遺症。事實上在開刀前，甚或到了出院後，醫療團隊都未曾告知會有淋巴水腫的風險。發生水腫後，在術後定期的門診追蹤也未能得到幫助。

　　在展開自救的頭一兩年，曾聽聞不少病友以民俗療法越治療越糟，所以深以為鑑。

　　我乖乖地經過醫院復健科轉介物理治療師，沒想到，依舊碰上物理治療師以錯誤手法、越治療越糟的情況！

　　經由慘痛經驗，才知淋巴水腫的診斷與復健治療，在堪稱發達的臺灣醫療界相對邊緣化，不只被忽略也沒被正確認識，有經驗的治療師少，坊間也沒有相關書籍能給予指引。有需要的人要找到對的治療，必須自己摸索繞上一大圈，很多人因此錯過了黃金治療期。

　　手護治療中心的蔡孟婷院長，是淋巴水腫領域用心耕耘的先行者之一，在接受孟婷院長治療過程中，我不僅親身經歷她的專業，也感受到她的愛心與耐心。所有治療手法或壓力輔具的使用，她一定親自試用，盡可能貼近病患處境和需要。

　　她的病患，除了臺灣還有來自世界各地，也豐富了她的臨床經驗。孟婷院長也會在醫療通則之外，為每個病患找出客製化的處方，不是教科書式的化約處理。並不斷精進專業、謙虛自律，求知若渴。

　　很高興能夠看到孟婷院長寫出了《淋巴水腫 消腫解痛聖經》這麼一本實用書籍。

　　就媒體人角度來看，此書可以滿足醫學科普的知識控，也可以是一本自我保健的工具書，必定能給淋巴水腫風險面臨者或想擴展健康知識的朋友們有所幫助！

陸琲琲

三立新聞品牌總監

My Story──
以同理心協助個案度過漫長
淋巴水腫挑戰

　　十多年前的某天，我在醫院上班時感覺雙腿特別沉重。平常在院內各樓層病房奔波都靠走樓梯的我，當天卻感覺舉步維艱，甚至小腿及足跟有些疼痛。我想著：「大概是生理期快來了吧？沒關係，下班趕快回家休息就好。」

　　但在下班回家的路上，平時只要步行 12 分鐘的路程，當天卻足足花了將近三倍的時間才到家。每一步，都痛。每一步，都更感覺脹與緊。好不容易到家，趕緊躺在沙發上把腳抬高，並初步檢查一下有沒有其他外觀的異狀。奇妙的是，沒有預期中的紅熱，只是異常疼痛跟脹腫，整隻腿看不太到淺層靜脈，甚至有點白蒼蒼的。

　　算了，一定是我太累。先休息再說！

　　抬高腳並躺了半小時後，感覺舒服多了。隔了幾天在醫院廠商的推薦下，買了號稱醫療人員必穿、280Den 的義大利製壓力襪，心想：「確實是該好好保健一下我的下肢了。」殊不知，這襪子簡直是在對我的腳執行絞刑，每天、每天我都需要在中午時脫掉它，好好地讓我的小腿「喘息」，午休過後再穿上它撐到下班。放假時也會認真按摩我的小腿，但當時對已經逐漸擴大的靜脈曲張卻沒有太多留心。

　　直到我正式開始了淋巴水腫治療師培訓課程。

　　第一堂課先講解淋巴醫學的生理解剖。本以為跟大學時期在校學的差不了多少，沒想到卻著實改變了我對淋巴系統的學理觀念！更驚悚地發現，我對自己的身體做了諸多錯誤的保健方式！壓力襪是錯的、保健手法也是錯的、甚至預防觀念也是錯的！天哪，我真是太愧對我自己了！更對曾經被我用舊觀念執行醫療協助的個案感到抱歉，幸好大家都沒有真正的受傷，只是治療成效很差就是了（暈）。

　　隨著腦中的知識變多，手中的資源變豐富。我在 2017 年的夏天正式確診：雙下肢慢性靜脈功能不全淋巴水腫，第一期。

　　於是，我開始了自己的整合性消腫治療之旅，除了繃帶之外，更投資了幾雙不同款式、材質及廠牌的高單價但合格合適的淋巴水腫專用醫療彈性襪。由於治療方向跟處方設計明確，很快地，腫脹不再困擾我，出遊時也不再擔心自己會因為腿的腫痛無法行走，而影響大家的行程。

　　直到現在，我還是很自在地與我的淋巴水腫共處，即使搭長程飛機坐二十幾個小時、上高山住宿幾晚，也不會擔心腫脹發生。當然我知道當我太累、太懶惰，運動量減少或是生理期時它就會蠢蠢欲動，但既然知道它在蠢蠢欲動了，我就會更加留意並加強各方面的自我維護，努力保持最佳狀態！

這十多年的臨床經歷，讓我遇見了許許多多深受各種淋巴水腫之苦的朋友。大多數的人其實都很認真地想要改善自己的狀況，但是因為沒有得到正確的資源跟合適的解決方向，終究還是讓自己的狀況原地踏步，甚至日漸惡化。

　　所謂「在錯誤的路上，就算努力奔跑也不會達標」。我帶著同為患者的同理心與持續精進的專業，親身陪大家走過許多漫長的淋巴水腫消腫之路，如今希望書中的觀念，可以更廣泛地幫助到更多徬徨、猶豫、無助的淋巴水腫朋友。無論你在世界的哪個地方，都可以有正確的觀念照顧自己，也可以有正確的方向為自己尋求專業協助，讓專業引導你走上對的消腫之路。

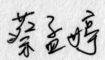

國際淋巴水腫治療師 · 手護物理治療健康中心院長

前言

淋巴，
生命之水的流動

「淋巴水腫？只要去 Lymph massage（淋巴按摩）就能消腫了，不然就買書看一看，幹嘛還那麼認真去上認證課？」十多年前，某前輩這樣對我說。

真的嗎？

想起我的第一位淋巴水腫個案，每週到醫院治療三次：徒手淋巴按摩、循環機、電療、雷射做好做滿，但總是不到半天就回腫。當時我們除了努力維持現狀別無他法。

半年後的某天，阿姨出現在門診，跟我說她因為燒燙傷又蜂窩性組織炎住院中。起因是朋友說新竹山上有個師父對她這樣的病很有經驗，於是她便去找師父「處理」。師父先用拜拜用的香把她的手指燙出五個洞，再用力擠壓腫脹的患處，讓那個「水」滴滴滴地流出來，然後症狀馬上就好轉了、甚至整隻手都消腫了！

但阿姨回家後，手卻整個燒燙起來，燙到痛得受不了，只好掛急診，卻被醫生宣告燒燙傷合併蜂窩性組織炎。「但我之後想再去找師父一次，因為那天我真的好了……我想好起來……」阿姨眼眶泛淚小小聲地說。

在這一刻，我下定決心要用最踏實的方式搞懂「淋巴水腫」。我經過十多年不間斷地學習新知、完成認證、直飛或連線歐美、日本、新加

坡、韓國等地取經不同機構進修，於 2018 年成立了全臺唯一淋巴水腫專科物理治療中心，並在 2019 年以唯一外國人身分申請到九州中央病院及九州癌症中心的淋巴水腫門診跟診。

　　這些年來我看著多年合作的日本，無論是在臨床還是研究上都光速地成長；我看著韓國教授多次上電視推廣淋巴水腫治療及政府大力支持；我聽著英國回臺的個案分享在英國獲得的癌症術前淋巴水腫與物理治療完整衛教經驗；本書截稿日前，我看著美國宣布 2024 年開始大幅調高淋巴水腫壓力治療的醫療保險範圍與比例。

　　在我手上除了臺灣個案，還有許多來自香港、馬來西亞、菲律賓、印尼、南非、北美等華僑透過網路諮詢，甚至直接飛來臺灣接受我的治療，只因在當地或當時難以獲得完整的醫療協助。

　　我深刻體認到除了臨床診治之外，更要盡所能努力推廣、提升臺灣與更多華人圈的淋巴水腫健康意識，並集結團體力量讓這個議題可以跟上歐美、日韓、新加坡的腳步，在臺灣甚至華人圈更受重視、永續發展、最終可以在國際醫療的完整度上奉獻一份心力。

　　我想，這本書就是傳遞我的理念給未來大眾對於淋巴水腫健康意識的那座橋梁。

Contents 目錄

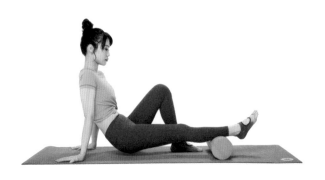

Chapter 1
要命的淋巴水腫！

Chapter 2
原來我們都想錯了？
破除淋巴健康10大迷思

Chapter
3
輕鬆弄懂淋巴水腫，
治療事半功倍！

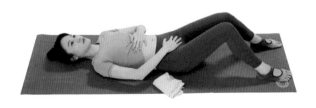

Chapter 4 居家保健輕運動，讓淋巴好好流動

後 記

附錄

個案故事

專家觀點

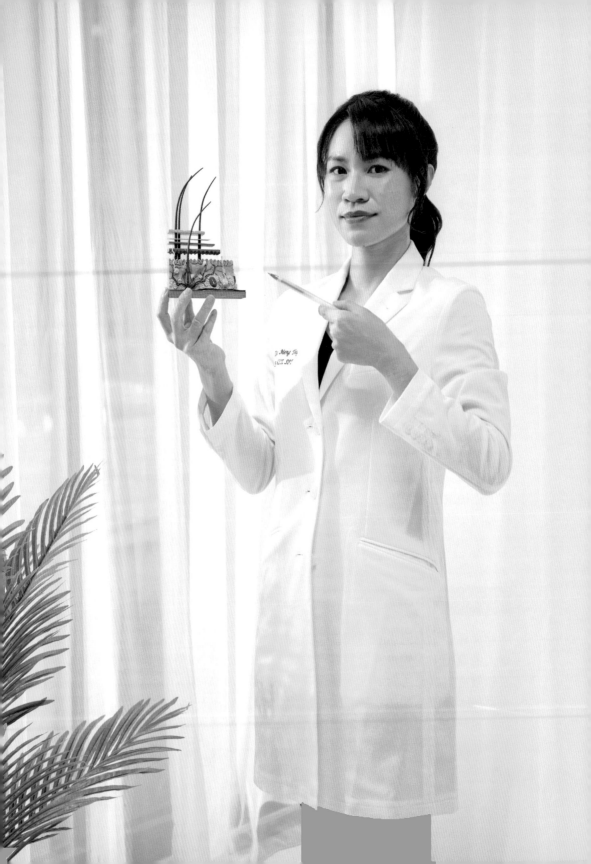

要命的淋巴水腫！

淋巴水腫是淋巴系統發生問題，

導致淋巴液在身體組織中滯留，

造成局部腫脹和不適的情況。

嚴重時會影響正常的身體機能，

還會對心理造成負向影響。

完整治療方法包括：徒手淋巴引流、運動治療

等整合性消腫物理治療（CDT）。

在於促進淋巴液回流、

減輕腫脹和改善生活品質。

遍布全身的淋巴系統，
維持健康的關鍵

淋巴系統是什麼、位於身體何處？似乎很少人能清晰它的運作方式，
不妨先學習並尊重它，才能真正促進身體健康。

在拉丁文中，淋巴（Lymph）就是「水」的意思，它透過淋巴
系統流經全身。中古世紀的醫學研究者發現淋巴在生命體中無所不
在，而且是維持生命運作與機能平衡的重要關鍵！因此將淋巴液稱
為「生命之水」。

而現今，人們卻對如此重要的角色產生了諸多誤解與迷思，像
是淋巴水腫會自行消除、癌症患者才會患有淋巴水腫的問題、按摩
淋巴可推走體內脂肪等等。

因此，邁向健康的第一步，就是拋開固有老舊認知，重新認識
淋巴系統的真實樣貌，才能做對有益健康的行為！

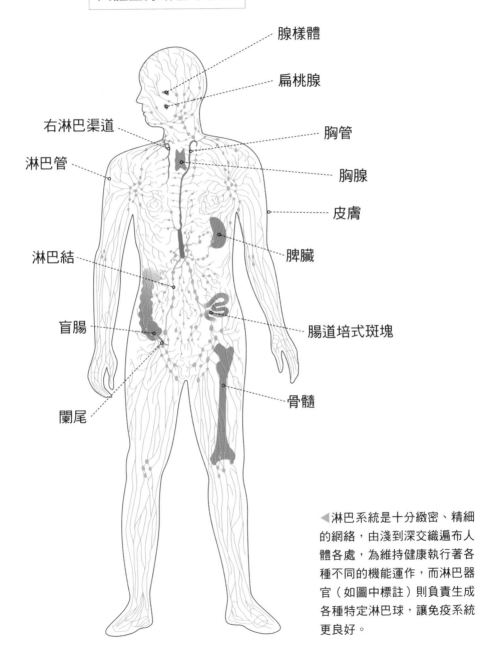

人體全身淋巴系統圖

- 腺樣體
- 扁桃腺
- 右淋巴渠道
- 胸管
- 淋巴管
- 胸腺
- 皮膚
- 脾臟
- 淋巴結
- 盲腸
- 腸道培式斑塊
- 闌尾
- 骨髓

◀淋巴系統是十分緻密、精細的網絡，由淺到深交織遍布人體各處，為維持健康執行著各種不同的機能運作，而淋巴器官（如圖中標註）則負責生成各種特定淋巴球，讓免疫系統更良好。

淋巴系統的功能

①體循環的淋巴系統：運輸體液

淋巴系統（Lymphatic System）屬於循環系統的一環，同時也是免疫系統的一部分。它除了保護我們遠離感染與疾病、排除身體廢物，更是平衡體液預防水腫及協助消化道吸收脂質的一大功臣。它是由組織、管路及器官集合而成的一個巨大的網路系統，從真皮層到深如骨膜、從大腦到腸道都有它的存在。

成年人一天約有 20 公升的血漿，會經由動脈、小動脈、微血管網循環進入體內細胞或組織傳遞養分，同時回收約 17 公升的細胞與組織的代謝廢物到淋巴系統中，再送到大靜脈中回到心臟進行體循環。

而淋巴系統主要執行工作為「運輸體液」，結構上也屬於半開放迴路，如 P21〈人體全身淋巴系統圖〉所示，淋巴管是十分精緻、細密的網絡，由淺至深地交織遍布人體各處，為維持健康執行著各種不同的機能運作。

而人體隸屬於淋巴器官的部位，如：腺樣體、扁桃腺、胸腺、脾臟、闌尾、盲腸、腸道培氏斑塊等，負責生成各種的淋巴球，維持人體免疫系統的良好運作。

因此精準定義應為「循環系統中的運輸系統」。

②小腸的淋巴系統：輸送養分、排毒

　　除了運送淋巴液與製造淋巴球等功能，在小腸的淋巴系統也會從消化系統吸收脂肪與脂溶性維生素，並將這些養分運送給體內需要的細胞們。淋巴系統同時也會幫助身體排除有毒物質及一些雜質，如二氧化碳、鈉、多餘的礦物質及養分等，之後再利用排汗、排尿及呼吸方式將這些廢物排出。

腸道淋巴圖

乳糜池

胰臟

淋巴管

腸道淋巴系統將收集的代謝廢物向上送到乳糜池做深層淋巴回流的方向

▲小腸淋巴可說是人體的第二淋巴系統，除了影響腸道機能之外，若運作順暢更能提升整體淋巴健康！

③大腦的淋巴系統：排除大腦多餘體液

　　近來研究顯示，大腦也是具有淋巴系統（淋巴管）的。尤其是在硬膜上（大腦腦膜最外層）的「腦硬膜淋巴管」，環繞包圍著整個大腦與脊椎。這些精緻的淋巴通道，將多餘的體液從大腦內部引導流動到外部，並隨著管徑向下排除。在醫學上，我們稱這個系統為膠淋巴系統（Glymphatic System）是腦科學研究中很重要的新興研究對象。

腦部淋巴圖

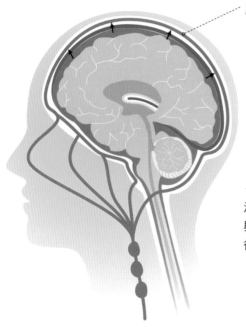

腦硬膜淋巴管

◀大腦淋巴系統是人體的第三淋巴系統，影響著我們的認知與大腦健康，是最新發現及有待更深入研究的淋巴部位。

淋巴系統位於身體何處？

　　淋巴系統可由皮下筋膜區分為淺層與深層淋巴系統。在這兩者之間交錯著細小的轉接管，使液體可以順利地由淺層流到深層。

①淺層淋巴

　　淺層淋巴位於淺筋膜層，多存在皮下組織的真皮層與脂肪層中：負責引流皮膚與皮下組織中的液體。

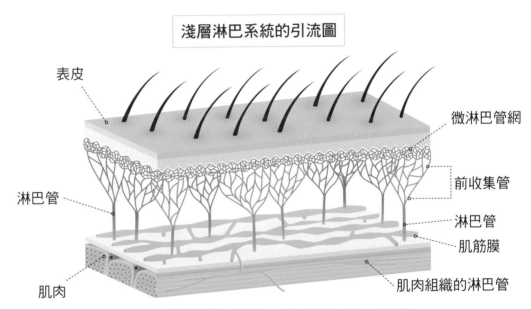

淺層淋巴系統的引流圖

表皮

微淋巴管網

前收集管

淋巴管

淋巴管

肌筋膜

肌肉

肌肉組織的淋巴管

▲淺層淋巴位於皮膚表皮之下，由真皮層開始往皮下組織
引流到肌筋膜之下，是最容易被徒手操作影響的層級。

②深層淋巴

　　深層淋巴位於體內較深處，多半隨著血管系統而行：負責引流肌肉組織、肌腱腱鞘、神經系統、骨膜與關節的液體。

　　此外，伴隨著血管系統的深層淋巴管大多更靠近動脈，因為動脈在工作所產生的代謝廢物比靜脈多，因此淋巴管離動脈較近，方便廢物更容易被吸收、運送！

深層淋巴系統與動靜脈位置圖

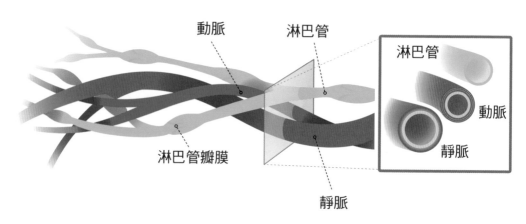

▲深層淋巴管與血管系統併行，為了可以順利傳遞養分與吸收更多代謝廢物，比起靜脈更加靠近動脈。

令人好奇的淋巴系統
組成關係與作用

淋巴系統負責清除體內的廢物和毒素、參與免疫反應，以及調節體液平衡與循環等作用，影響人體健康至關重要。

淋巴系統的相互關係與作用

　　前文了解了淋巴系統位於人體中的位置後，接著來看看淋巴系統的組成吧！淋巴系統包括了：

● 淋巴液

● 淋巴管

● 淋巴結

● 淋巴器官

　　首先，我們先簡單地認識淋巴循環系統的運行模式，與這些構造之間的關係：血漿從微血管滲出，成為了組織液；而當組織液在細胞組織間被吸收到淋巴管中，便成為了淋巴液，並由淋巴管往心

臟的方向運送。

　　途中淋巴液會經過許許多多大大小小的淋巴結；在淋巴結中被過濾的淋巴液將會在某個交會點，回流到靜脈血管的血液中，最後來到心臟成為動脈血。

　　接著，血液會被動脈回送到身體各處細胞組織間，為它們提供養分，然後不斷重複這條循環路徑。而淋巴器官則是提供許多不同免疫物質到淋巴液中，被送往身體各處，執行免疫反應的生產與倉儲單位。

淋巴運輸系統示意圖

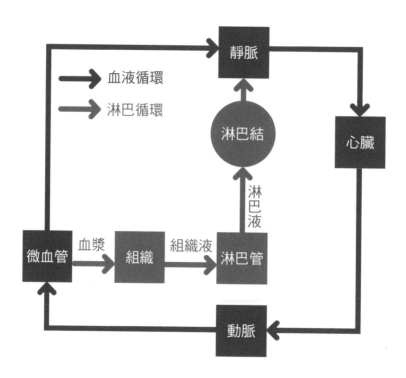

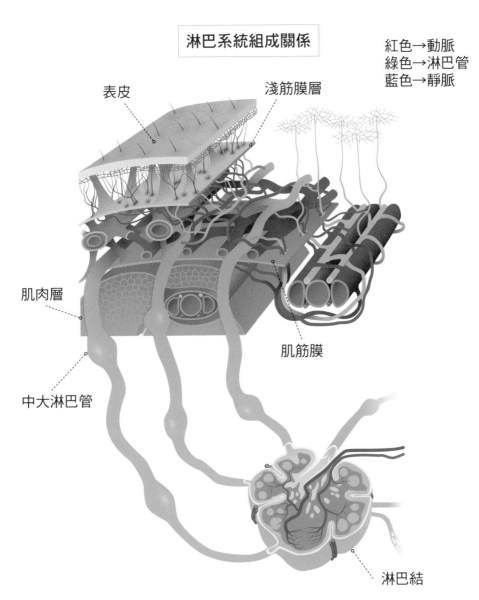

淋巴系統組成關係

紅色→動脈
綠色→淋巴管
藍色→靜脈

表皮

淺筋膜層

肌肉層

肌筋膜

中大淋巴管

淋巴結

▲ 在皮膚下的小小淋巴管將淋巴液集中後，送往較深層的中大
淋巴管，經過許多淋巴結處理後，再將淋巴液送往大靜脈中。

在以下的章節中，讓我們一一認識這些淋巴系統的成員吧！

淋巴液

淋巴液與組織間液約占體重 15%，為幾近透明的膠狀液體。

淋巴液其實就是我們受傷時，在傷口處會看到的微黏稠淡黃色組織液。只是這些液體在組織間，被稱作「組織液」，而當它們被微淋巴管吸收到管路系統中，就會被稱為「淋巴液」。

比較特別的是，在小腸淋巴系統中因為協助吸收了長鏈脂肪酸，此時淋巴液反而會呈現牛奶色或雲霧樣的白色膠狀液體，通常會將它稱為「乳糜」。淋巴液與組織間液約占體重 15%，為幾近透明的膠狀液體，從組織間被吸收進淋巴管中運行回收至靜脈系統。它由蛋白質、水、免疫細胞、（長鏈）脂肪酸、淋巴球、細胞碎片、色素、荷爾蒙分子、礦物質等組成。

● 重要組成—蛋白質

淋巴液中的蛋白質除了平常飲食所稱的營養素之外，還有部分

是細胞產生的代謝廢物或是死掉的細胞碎片等，或是外來病菌也算在此。因為這些物質與病菌在化學結構上是屬於各式各樣的大分子蛋白質，所以簡稱為蛋白質。這些蛋白質在微血管與微淋巴管網路中遊走，最重要的功能是平衡淋巴液體在管徑中的壓力。當太多的蛋白質分子滯留在淋巴管或組織中，形成淋巴液回流受阻時，就容易產生淋巴水腫。

● 重要組成──水

　　每天經由淋巴系統吸收的水分大約 2 ～ 3 公升，水分在體內是維持體液恆定很重要的角色，因水分的結構分子很小，所以在細胞間多是以過濾、滲透等方式移動。而它在淋巴液中是不可或缺的溶劑，讓各種物質得以在液體的狀態下被運送或吸收。當淋巴液中的水分比例下降時，會呈現更黏稠的狀態，此時更多沉重的大分子物質更容易沉積在管壁造成淤積或病菌滯留，可能導致疾病產生。

● 重要組成──脂肪酸

　　這裡的脂肪酸是指長鏈脂肪酸，分子量一樣很大，而且無法被小腸系統的血管吸收，大多是被小腸淋巴管吸收到管中做養分的運輸。當吸收較多的長鏈脂肪酸時，淋巴液會變得比較黏滯、混濁、偏白色，就是先前提到的「乳糜」。

● 重要組成──細胞及其他物質

　　凋亡或快死掉的白血球或紅血球會離開血管來到淋巴管中「安眠」，而多數協助抵抗病菌的淋巴球也會存在淋巴液中隨著運送跑遍全身，成為免疫反應重要的角色。

　　細胞碎片有時來自於組織創傷或是組織增生，而細菌、病毒以及癌細胞也都會跟著淋巴液被送到身體各處。我們常說癌細胞「擴散」到淋巴結或是其他組織，就是因為它們會在淋巴系統中被四處運送的關係。

　　有些淋巴液中的物質是經由口腔或呼吸道，甚至傷口進入到身體裡，例如：灰塵、黴菌孢子、病菌等。這些外來物一旦進到淋巴系統中就會觸發免疫反應，淋巴液中的淋巴球就會聚集過來將威脅吞噬消滅掉，保護我們的健康！

　　在生化醫學上認為，由不同組成比例的淋巴液，可以推測個體健康狀況、新陳代謝率。這方面的研究將持續發展，對日後淋巴系統的認識，將會有更多的資訊與突破。

淋巴系統成員②

淋巴管

如蜘蛛網般密布全身，是負責傳送淋巴液的管道！

　　在人體中只要有血管的地方就一定有淋巴管，它如蜘蛛網般密布全身，是負責傳送淋巴液的管道！淋巴管由淺到深、由小到大分別為：微淋巴管、前收集管與收集管、淋巴幹。而中大型的淋巴管結構，是由自主神經系統支配。

● 微淋巴管：具再生能力、受損組織修復因子

　　微淋巴管（Initial Lymph Vessels）可說是淋巴引流運輸系統開端，屬於淺層淋巴回收路徑重要的第一階段。它們非常纖細微小，存在於真皮層與皮下組織，主要功能為「吸收組織間液體與物質形成淋巴液」。如手指粗細般的盲管穿插進皮膚內皮下及黏膜組織的微血管網縫隙之中，由於只有一層細胞的厚度，因此液體跟物質能輕易進入管中，而特殊的類瓣膜細胞形狀，也有輕微阻擋物質回到

組織間的作用。

　　壓力差或是組織中彈性纖維的牽拉動作，都會影響管壁上內皮細胞間的隙縫距離，進而決定液體或是物質的進出與否。微淋巴管網絡伴隨微血管網而生，若把微淋巴管網從我們身上拿出來，就會是一個人體形狀的樣子！由於結構細薄，管中壓力相對很低，管壁容易因壓力過大的外力而受傷、斷裂。但因為單層細胞構造簡單，因此具有更新再生能力，也是淋巴系統受損後十分重要的組織修復因子！

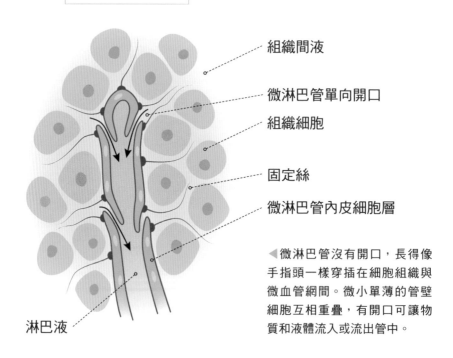

微淋巴管細部圖

組織間液

微淋巴管單向開口

組織細胞

固定絲

微淋巴管內皮細胞層

◀微淋巴管沒有開口，長得像手指頭一樣穿插在細胞組織與微血管網間。微小單薄的管壁細胞互相重疊，有開口可讓物質和液體流入或流出管中。

淋巴液

● 前收集管與收集管：主責為輸送淋巴液

前收集管

　　當微淋巴管網像吸塵器吸收了組織間的液體、代謝廢物與雜質後，這些物質會沿著網路來到前收集管（Precollector）。前收集管是微淋巴管與收集管的中繼站，位置多在淺筋膜層的皮下脂肪層中，有些前收集管則會穿過筋膜層前往深層淋巴網路。

　　相對於微淋巴管，前收集管的管壁結構開始趨於結實，有些部分會出現平滑肌或是瓣膜，但整體結構或是功能都尚未成熟完整，可以想成是處於青少年時期的淋巴管，構造與外型詳見 P25.〈淺層淋巴系統的引流圖〉。

收集管

　　收集管（Lymph Collectors）屬於成熟且深層淋巴管路徑，主要工作為運送淋巴液到淋巴結或淋巴幹。收集管管徑大約 0.1 ～ 0.6公釐，結構與靜脈相似，且管壁強度提升，除了內層的內膜之外，還含有平滑肌（中膜）與彈性纖維（外膜）的三層結構管壁。同時管內開始出現成熟二尖瓣阻止淋巴液逆流，而中膜擁有的兩種平滑肌型態（縱向與螺旋向）顯示可自主產生立體動作模式，此動作則由交感神經支配。

收集管剖面圖與分層結構圖

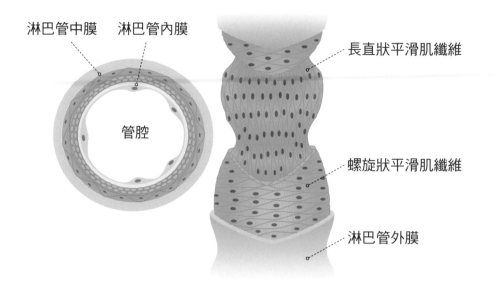

淋巴管中膜　　淋巴管內膜

管腔

長直狀平滑肌纖維

螺旋狀平滑肌纖維

淋巴管外膜

▲成熟的收集管管壁有三層：內膜、中膜、外膜。中膜由兩個不同方向的肌肉纖維組成，收縮時會產生縱向與螺旋扭轉的動作，幫助淋巴液向前推送。

● 淋巴節：調節收集管排除量大的淋巴液

　　淋巴管管內的二尖瓣間距大約是 6 ～ 20 公釐，有時在較大的淋巴幹中，間距還可能會遠至 10 公分！瓣膜與瓣膜間的結構，我們將它稱為「淋巴節」（Lymphangion），是收集管的結構單位，會有自主收縮或放鬆的動作。當我們在平靜休息的時候，健康的淋巴節一分鐘大概會收縮 6 ～ 10 次（或 10 ～ 12 次）。

　　淋巴節的動作模式猶如汲水幫浦，對於收集管是否可以快速有效的排除流量突然增大的淋巴液，是非常重要的機制！當淋巴液增多，若淋巴節動作卻緩慢遲鈍來不及將淋巴液向前推送，淋巴液運輸發生壅塞、阻斷、滯留的情形，彷彿瞬間雨量過大，導致排水系統暫時失能而造成淹水，此時組織間就會發生水腫的現象。

　　淋巴節動作除了被自主神經影響之外，還可能受：外來牽拉力量（例如：徒手淋巴引流）、溫度、肌肉或關節幫浦運動、橫膈式呼吸、大動脈脈動或組織荷爾蒙濃度影響。

　　同一個身體區域的多條收集管可能回流到同一個淋巴結叢，這些特定的流向會在身體上劃分出特定的淋巴流域（Lymphatic territories），而這些流域則由淋巴分水嶺（Lymphatic watersheds）所區隔。

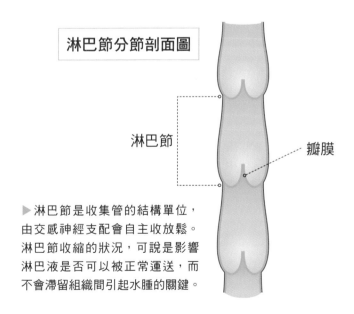

淋巴節分節剖面圖

淋巴節

瓣膜

▶淋巴節是收集管的結構單位，由交感神經支配會自主收放鬆。淋巴節收縮的狀況，可說是影響淋巴液是否可以被正常運送，而不會滯留組織間引起水腫的關鍵。

人體淋巴流向及分水嶺位置簡示

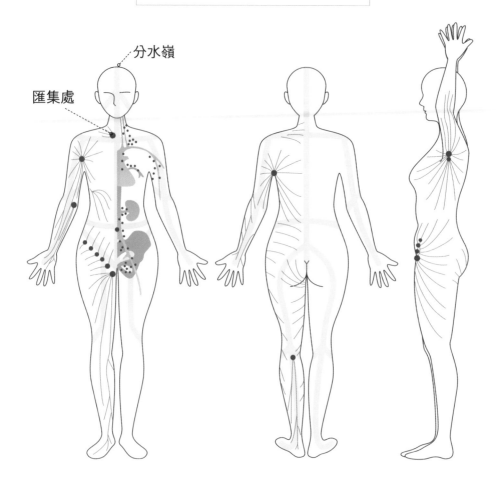

分水嶺

匯集處

▲淋巴液流動在人體中，像河流單向前進且有流域之分；淋巴
液像水流從分水嶺流向匯集處，但也有少數淋巴管在分水嶺跨
區交會，使淋巴液也分流到其他流域。

何謂淋巴分水嶺？

健康小百科

淋巴分水嶺是淋巴液從一個部分流向另一部分的分岔點或分流點，區別淋巴幹回流目的地的身體分線，像山嶺般劃分河流流域。在分水嶺線上的淋巴管密度是最低的，但仍有部分淋巴管接合，提供體液跨區流動。這些跨區接合的淋巴管道，是當淋巴通道受到損害非常重要的替代引流管道。

淋巴是怎麼
流動的呢？

● 淋巴幹：淋巴運輸的主要幹道

淋巴幹（Lymph trunks）是人體內較大較深的淋巴液運送與回收主要幹道，由多條收集管從淺層到深層集合而成，也有來自內臟系統的收集管。管壁結構與收集管相似，但有更強韌的平滑肌纖維，同樣由交感神經所支配。淋巴幹雖不具有吸收功能，但有解剖上的正式命名如頸淋巴幹、小腸淋巴幹、腰淋巴幹等，最後匯集至兩個主要淋巴渠道（Ducts）：胸管及右淋巴渠道，渠道分布位置詳見 P21.〈人體全身淋巴系統圖〉。

淋巴幹雖是較粗的淋巴管，但跟大動脈與大靜脈相比，其管徑仍細小許多，管內壓力非常輕微，管壁的強韌度也脆弱許多，若受

到傷害也無法再生新的管道。

　　某些收集管與淋巴幹會在某一交匯處與大靜脈相連，將淋巴液正式回送到靜脈管中與靜脈血混合，成為循環系統的一部分。因此淋巴系統為「單向半開放迴路系統」，在醫學文字使用上「淋巴運輸」會比「淋巴循環」正確許多。

為何淋巴管很重要？

　　研究證實人體將近 100％的水分吸收都由淋巴管執行，將淋巴液正確送回血管系統是維持正常血量與血壓的重要因素。而淋巴管細胞的健康、管內瓣膜的完整度及淋巴管動作模式，則成為多餘體液與代謝廢物是否有被正常處理、運送的機轉之一。當淋巴管運作失常無法將體液引流到對的地方，往往就是形成水腫的第一步。

　　另外，一旦病毒或細菌若進入體，存在體內的淋巴球就會感應到並且被活化，這些活化的淋巴球就會製造抗體殺除入侵的微小有機物。而淋巴管就提供了淋巴液帶著淋巴球前往被感染的部位，進行做清除及抵抗病原體的機會。因此淋巴管道的通暢，影響了我們的免疫反應能力。

淋巴系統成員③

淋巴結

淋巴結形狀猶如縮小版的腎臟，被視為重要的腺體。

一般成年人體內有 600 ～ 700 顆數量不等的淋巴結，多數約 0.2 ～ 0.3 公分，數量與大小隨著個體體型、性別、身體狀況而不同，但通常會小於 1 公分，甚至小至 0.1 公分。淋巴結的數量與大小隨著年紀漸長而變少、變小甚至凋亡，但不會更新或是消失不見。

淋巴結多存在於脂肪組織間，有些淋巴結是一顆單獨存在，也有許多淋巴結會如珍珠項鍊般由淋巴管相連集合成串，這時稱之為「淋巴（結）鍊」。多數淋巴結較集中在頸部與小腸，而腋下、鼠蹊部也有較密集的淋巴結叢，詳見 P.21〈人體全身淋巴系統圖〉。

淋巴結形狀猶如縮小版的腎臟，受「自主神經系統」影響，被視為重要的腺體。淋巴結內部有著如蜂巢般格狀的精緻腔室，掌管著所有功能運作，其功能也與腎臟相似：收集、過濾、濃縮、清潔、送出處理後的淋巴液。淋巴結還有製造及儲存淋巴球、影響免疫反應的重要功能。若體內有無法排出的灰塵、色素、重金屬、PM2.5

等無機物質，甚至被淋巴結過濾到的癌細胞，也都會在淋巴結內進行消滅或儲存。若淋巴結儲存過多的無機廢物，也可能導致淋巴結失能及凋亡。

　　如此重要的腺體外圍有一層套膜，有自己的動脈、靜脈、神經、淋巴系統，控制淋巴結自主動作與供給淋巴結大量養分。淋巴結受到刺激將會關閉運作，直到警報解除為止，同時也會有衰退、老化、凋亡的現象且無法再生，因此被視為淋巴器官之一。

淋巴結剖面圖

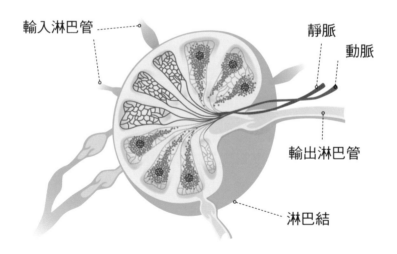

輸入淋巴管

靜脈

動脈

輸出淋巴管

淋巴結

▲淋巴結內部有許多小小的腔室與生發中心，負責清潔、濃縮淋巴液與生成淋巴球。淋巴結有自己的神經、血管與淋巴系統，損傷後也無法再生。

肥胖與癌症、淋巴水腫的複雜關係

　　肥胖跟淋巴水腫在多數臨床研究上，已被認定有正相關的影響，甚至也是癌症術後淋巴水腫被誘發的主要因素之一。若家族無癌症病史，卻因為過度肥胖而發生水腫問題，此時可能就是的「肥胖誘發相關淋巴水腫」（Obesity-Induced Lymphedema, OIL）。

　　一旦個體的 BMI 值超過 40，就會開始發展出 OIL，且個案的淋巴功能障礙及缺失會隨著 BMI 值的升高而增加。當 BMI 值超過 60，通常會發生不特定類型的淋巴水腫。肥胖一旦存在，就會對淋巴管內皮細胞增殖、淋巴管滲漏、收集管收縮幫浦能力等產生負面影響。而這些問題通常會惡性循環，更加重肥胖問題！因此，正確減重對於停止這個惡性循環至關重要！

　　在癌症醫學的許多研究中，也指出癌症本身的性質也會受到個案 BMI 值是否正常所影響，而因癌症衍生出的相關淋巴水腫也是會隨著 BMI 值的控管獲得減緩。甚至還有研究指出，BMI 值是唯一與乳癌術後淋巴水腫有直接顯著相關連的危險因子！

　　當還在懷疑自己是「胖」還是「水腫」時，不如尋求專家協助，釐清身體現況，擬訂最符合自己健康需求的照護計劃，畢竟遠離肥胖就是遠離水腫，遠離水腫才能擁有更健康的身體環境！

淋巴系統成員④

淋巴器官

淋巴器官負責生成各種特定淋巴球，運作良好人體免疫能力更佳。

　　淋巴系統與其角色相關的器官被稱為淋巴器官，例如：扁桃腺、腺樣體、脾臟、胸腺、骨髓、腸道培氏斑塊、盲腸、闌尾、皮膚等，在免疫功能上扮演非常重要的角色。

● 扁桃腺、腺樣體、皮膚真皮層：第一防線

　　扁桃腺及腺樣體捕捉來自食物及空氣中的病原體，而皮膚的真皮層是近年來研究發現，具有特殊 T 淋巴球用以抵擋特殊外來病菌。因此這些淋巴器官，都是人體抵擋外來病菌的第一道防線。

● 脾臟：過濾、儲存、抗菌、防止感染

　　脾臟是最大的淋巴器官，位於身體左側肋骨下方、胃部上方，

可幫助過濾並儲存血液。如果它偵測到具有潛在威脅的細菌、病毒或其他微小有機物，就會開始製造淋巴球抵抗外來病菌侵入，防止感染擴散。

● 胸腺：儲存淋巴球

胸腺位於上胸腔的胸骨後方，負責儲存尚未成熟的淋巴球，協助它們準備成為具有活性的細胞。

● 骨髓：製造紅血球、白血球、血小板

骨髓位於骨頭中心，是柔軟的海綿狀組織，負責製造紅血球、白血球及血小板。

● 腸道培氏斑塊：負責分化免疫 B 細胞

腸道培氏斑塊（Peyer's patch）是位於小腸黏膜的淋巴結群，也是免疫 B 細胞進行成熟及分化的地方。

分化出來的漿細胞會生成大量的免疫蛋白（IgA）進行免疫反應，同時對於腸道菌相組成的調控也有影響。

● 盲腸、闌尾：有助腸道菌群平衡和免疫功能

盲腸與闌尾曾經長期被誤認為是人體可有可無的組織。然而醫學研究發現，盲腸會製造罕見的淋巴球以及協助消滅影響小腸吸收功能的特殊細菌。科學家認為盲腸的角色在於維持好菌待在腸道中，或腸道感染後重新提升好菌數量，降低腸道感染風險。

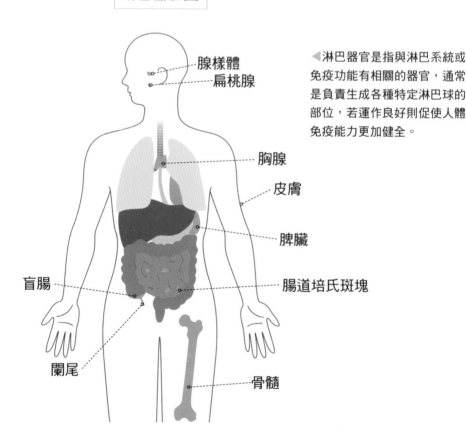

淋巴器官圖

腺樣體
扁桃腺
胸腺
皮膚
脾臟
盲腸
腸道培氏斑塊
闌尾
骨髓

◀淋巴器官是指與淋巴系統或免疫功能有相關的器官，通常是負責生成各種特定淋巴球的部位，若運作良好則促使人體免疫能力更加健全。

此外，目前淋巴水腫相關臨床研究，也較多在於持續了解闌尾在淋巴系統健康平衡維持中的作用。

①人體哪些地方沒有淋巴系統？

人體的皮膚表皮、軟骨、牙本質、角膜、鞏膜、瞳孔、內耳迴路、胎盤等，都沒有淋巴系統構造。

②什麼是攜帶式淋巴結？

「攜帶式」淋巴結（Tertiary Lymphoid Organs, TLOs）被發現聚集在慢性發炎處，雖然與淋巴結構造類似，但外層卻無披囊保護。當發炎反應消失時，這些無披囊的淋巴結也會凋亡。希望未來醫學可以繼續研究發展為人工淋巴結，以彌補正常淋巴結無法再生的事實。

讓人生不如死的淋巴水腫

當身體出現水腫時，許多人可能會視為輕微問題而忽略，卻未察覺這可能是健康的重要警訊。本文將區分一般水腫與淋巴水腫的差異。

　　在認識淋巴水腫之前，我們必須先釐清「水腫」（Edema）與「淋巴水腫」（Lymphedema）的區別。顧名思義，「淋巴水腫」是淋巴系統受到了傷害產生的水腫，但「水腫」並不見得是淋巴系統有問題喔！

水腫是症狀的表徵

　　前面提過，當淋巴收集管來不及把大量的淋巴液向前推送，液體堆積在組織間就會造成所謂的水腫。臨床上水腫的定義為：「組織間堆積過量液體所形成的症狀」，而一般所認為的「腫脹」則是：「因水腫所造成身體區域不正常增大的現象」。

　　因此可推斷，水腫是「症狀」，而腫脹是因水腫造成的「現象」，兩者是淋巴系統運輸功能失常所引起，但不見得表示淋巴系統有損傷。

引發水腫的常見成因

　　常見發生水腫的原因如下：

- **組織受損**：外傷、撞擊等
- **發炎**：關節炎、肌腱炎等
- **神經性調控失常**：交感神經失養症、中風等
- **自體免疫疾病**：類風濕性關節炎、紅斑性狼瘡等
- **體內鈉離子過高**：飲食過鹹
- **荷爾蒙變動**：生理期、懷孕、更年期等
- **水分攝取不足**：身體缺水
- **活動量過低**：久坐久躺、自主運動不夠
- **情緒因素**：自主神經調節不良
- **肌骨結構問題**：孕期靜脈壓迫、姿勢不良等
- **筋膜張力過高**：緊繃、疼痛、姿勢不良等
- **體表壓力過大**：衣服太緊身
- **肥胖**：體脂率（BMI 值）過高、皮下脂肪過厚
- **臟器功能異常**：腎衰竭、心衰竭等

　　關於水腫的預防、消除及健康照護方式，將在後面的章節做探討，目前大家只要先記得：「水腫是一種症狀，腫脹是一種現象」。

水腫產生的原因是？

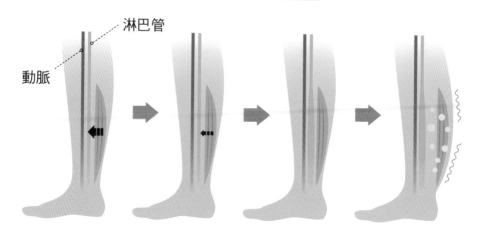

淋巴管

動脈

◀━━ 組織間液體回到淋巴管的方向

▲淋巴系統受損或阻塞，液體就可能積聚在組織中導致水腫。
而腿部靜脈功能的不正常，例如靜脈曲張、血栓形成或其他血
管問題，阻礙了正常的血液流動和液體排出，也可能導致水腫。

小心淋巴系統受損造成的水腫！

淋巴水腫發生的原因是？代表淋巴系統出現受損造成運輸液體
功能異常，導致無法正常運送的體液長久堆積，形成無法治癒的水
腫問題，且淋巴水腫就是一種「疾病」了！

坊間很多的保健法教大家如何揮別「淋巴水腫」，但根
據世界衛生組織在 2001 年出版的《淋巴水腫醫療人員手冊》
（*Lymphoedema Staff Manual*）中，明確定義淋巴水腫為：「富含
高蛋白質的淋巴液，經過慢性累積在組織間形成的腫脹，造成淋巴

管阻塞、損傷，可能發生在身體的任何部位。」

　　當年的手冊，主要是為了在非洲地區深受絲蟲病（Lymphatic Filariasis）感染的淋巴水腫族群所提出的醫療指引，但也因此逐漸提高醫學界對於各類淋巴水腫與相關疾病的關注治療與研究意願。許多研究指出，淋巴水腫對於個案生活品質及心理健康的影響，遠比表面看起來的還大！

淋巴水腫的常見成因

　　造成淋巴水腫的原因有下列：

● 先天基因突變

● 外傷

● 手術

● 放射線治療

● 化療藥物

● 靜脈功能缺失

● 臟器功能異常

● 糖尿病足

● 缺乏活動

● 肌肉萎縮

● 神經病變

● 肥胖

● 荷爾蒙波動

● 寄生蟲感染

是否有些因素跟水腫發生原因似曾相似呢？沒錯！當水腫症狀存在超過一段時間（約1～3個月）都沒有改善，此時的水腫便稱為「慢性水腫」。這類的水腫或是長期發炎，會讓細胞組織因代謝廢物淤積組織間無法順利取得養分，而逐漸失能或凋亡、微淋巴管再生率不良，進而發生淋巴管發炎、瓣膜損傷、管壁纖維化等惡性現象，甚至導致淋巴系統逐漸遭到破壞，因此形成無法治癒的慢性病——淋巴水腫。

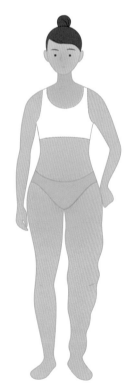

淋巴水腫漸進圖：0 ～ 3 期

第 0 期　　**第 1 期**　　**第 2 期**　　**第 3 期**

▲淋巴水腫是淋巴系統因各種原因而出現功能障礙，造成淋巴液在組織中積聚，導致局部或全身腫脹的情況。這種腫脹可能局限於特定部位，例如手臂或腿部，也可能是全身性的。

令人困擾的身體與情緒症狀

　　罹患淋巴水腫的個案，或許初期看起來還能走能跑、生活自理沒問題，但若沒有良好治療與控制的淋巴水腫，會逐漸導致關節活動度下降、感覺缺失、疼痛、肌肉萎縮、筋膜僵硬、組織發炎、皮膚病變、自體免疫反應異常、肥胖，甚至產生惡性特異淋巴皮膚癌威脅性命！

　　更糟糕的是，由於大量高蛋白質組織液的堆積，讓病菌更加喜愛侵犯水腫部位，一旦有了小傷口受到病菌感染，難纏的蜂窩性組織炎[1]（Cellulitis）或丹毒[2]（Erysipelas）就容易發生！倘若沒有妥善治療，蜂窩性組織炎與丹毒非常容易復發，發生頻率越頻繁、嚴重程度一次比一次猛烈，最後不但有可能沒有任何傷口也會因為疲倦或自體免疫調節不良，產生自發性的蜂窩性組織炎或丹毒，甚至可能引發敗血症而喪命，可說是所有淋巴水腫朋友的夢魘！

---

[1]蜂窩性組織炎（Cellulitis）：是皮膚的細菌感染，影響真皮與皮下組織，常見致病菌包含鏈球菌與金黃色葡萄球菌。好發於任何部位，最常見於腿與臉。通常因皮膚微小裂傷易罹患此病，其他危險因子包括：肥胖、腿部腫脹與年老，嚴重感染如骨髓炎、壞死性筋膜炎。
它的症狀為皮膚發紅，會在數天內逐漸擴大範圍。發紅範圍的邊緣或許不明顯，可能會腫大。當施加壓力於發紅部位時，該部位會變白。通常還伴隨疼痛、發燒與疲倦。
[2]丹毒（Erysipelas）：由 A 組 β 溶血性鏈球菌引起急性真皮細菌感染而導致的發炎。好發於老人、嬰幼兒、兒童、免疫缺陷、糖尿病、酗酒、皮膚潰瘍、真菌病以及淋巴回流障礙（如：乳房切除術、骨盆腔手術、搭橋手術後）。它可能出現於任何皮膚位置，最易感染的部位是肢端。
症狀包括：高燒、顫抖、寒顫、疲倦、頭痛、嘔吐。皮膚紅斑病變迅速增大、紅斑邊緣界限明顯且凸起、腫大、灼熱、較硬，有疼痛感，外觀類似橘皮。偶爾會看到紅疹延伸到淋巴結的一道紅色條紋。淋巴結可能會腫大造成淋巴水腫，嚴重感染會導致囊疱、水泡以及瘀點，可能有皮膚壞死的可能。

至於腫脹的外觀、沉重的肢體與身軀，其生理結構帶來的不適感，都會影響個案對於自我形象認知的正向心理。許多患上淋巴水腫的朋友都面臨過憂鬱、沮喪、憤怒、悲傷、恐懼等難關，甚至有想要自行結束生命的念頭。淋巴水腫所造成的憂鬱症，也是當今醫療介入相當關心的健康議題。

小心，淋巴水腫是一種慢性病！

淋巴醫學教育與研究團體 LE&RN（Lymphatic Education & Research Network）集眾人之力，多年來向美國參議院及各國政府請願，嚴正要求認定「淋巴水腫和淋巴相關疾病」是需要優先重視、尋找更進階治療方法的慢性疾病。終於在 2016 年，美國參議院通過法案正式將 3 月 6 日定為世界淋巴水腫日，世界各國淋巴水腫相關醫療、研究、教育、健康促進等單位無不歡慶振奮！

水腫 v.s. 淋巴水腫的差異

水腫 （Edema）	淋巴水腫 （Lymphedema）
為症狀，因組織液過度堆積而急性產生，超過三個月可能轉為淋巴水腫。	為慢性病，隨時間累積病症。長時間無治療介入可能造成皮膚病變及罕見惡性癌症。
淋巴系統結構無損傷，只是功能異常。但慢性水腫也可能會造成淋巴系統損傷。	淋巴系統結構損傷或異常，直接影響功能表現。
累積組織液通常為低蛋白質體液，可藉由抬高肢體或使用循環機改善。	累積組織液通常為高蛋白質體液，無法藉由抬高肢體或循環機改善。
可能發生於身體任一部位。	可能發生於身體任一部位。
通常隨著時間會自行消腫。	通常隨著時間增加會越腫，無法自行消腫。
可能與姿勢不良、少活動、吃太鹹、懷孕、生理期、服用藥物、臟器功能不良等有關。	可能與癌症治療、手術、外傷、慢性靜脈功能不全、靜脈曲張、感染、家族史、肥胖、年紀等有關。
治療介入：利尿劑、循環機、徒手淋巴引流、改變肢體位置、壓力治療、運動治療等。	治療介入：整合性消腫治療（國際黃金標準治療）、筋膜治療、手術治療或中醫治療、生活模式改變。

水腫與淋巴水腫的型態或身體感受是非常類似的，例如：沉重感、疲倦、感覺異常等，但仍有許多細節不盡相同，建議尋求淋巴水腫專科治療師協助區辨。

淋巴水腫易引發內心創傷

「我想過乾脆自殺，反正也快70歲了，手腫成這樣很難做事，更難接受自己的樣子，不如早點死一死，不要讓別人用異樣的眼光看我，也不用讓孩子擔心我。」

——乳癌術後上肢淋巴水腫個案

S嬤，66歲

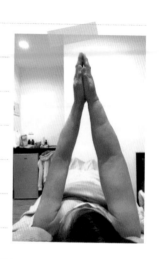

「一個人的時候，我常常會問自己：我還有辦法交男朋友談戀愛嗎？我的腳這麼腫，會有人愛上我嗎？」

——先天性淋巴水腫個案

Zoe，28歲

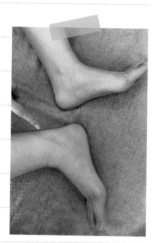

「我不斷問自己做錯了什麼？從 16 歲發病至今，經歷無數次蜂窩性組織炎又差點截肢……，老天給了這份我一點都不想要的人生功課。」

——先天性淋巴水腫個案

小陳，22 歲

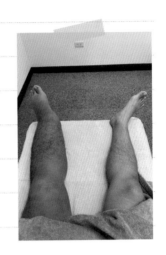

「我戰勝了癌症，但淋巴水腫卻擊敗了我。」

——婦癌術後下肢及生殖器淋巴水腫個案

CC 姐，51 歲

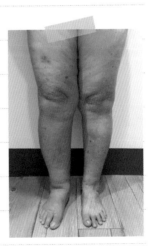

淋巴水腫
還有分先天與後天？

先天性淋巴水腫具有遺傳性，與淋巴系統發育不全或缺陷有關。後天性淋巴水腫，則是因某些原因，例如手術、腫瘤、放射治療、感染等產生，兩者都不可輕忽。

認識先天性（原發性）淋巴水腫

先天性與常見次發性淋巴水腫發生原因不同（詳見 P.65），先天性淋巴水腫主要是因為病理上直接影響淋巴系統，使之發育成不正常形態。常見的有：淋巴管或淋巴結的發育不全（Hypoplasia）及過度增生（Hyperplasia）。

淋巴結發育不全（Hypoplasia）

發育不全是最常見的畸形發展。由於發育過程中的不完全成長，造成淋巴管與或淋巴結的數量減少，或是這些淋巴構造的分布低於正常範圍。

淋巴結過度增生（Hyperplasia）

當淋巴管與或淋巴結過度增生，通常是結構產生形變，造成淋巴管擴張或巨型淋巴管。當淋巴管不正常擴大可能導致淋巴收集管中的瓣膜產生結構功能故障，因而擾亂、影響淋巴液的流動。

淋巴系統發育不良（Lymphatic aplasia）

淋巴系統發育不良則相對少見，通常是指單一淋巴管群與或淋巴結群缺失，也可能是造成原發性淋巴水腫發生的原因之一。

淋巴系統病理型態示意圖

①正常狀態

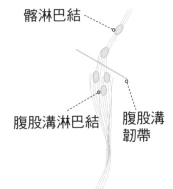

髂淋巴結

腹股溝淋巴結　　腹股溝韌帶

②阻塞型（92% 的病患）

為淋巴系統發育不全，較正常型態時萎縮。

遠端及近端阻塞

遠端阻塞　　骨盆底阻塞

③增生型（8% 的病患）

為淋巴系統過度增生，較正常型態時巨大。

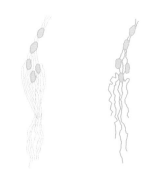

雙側增生（不正常的胸管）　　巨狀淋巴管

先天性淋巴水腫的盛行率與發生原因

先天性淋巴水腫與次發性淋巴水腫相比之下有較低的發生率，以歐美發生率為例，約六千人中會有一人（1/6000）。發生率男女比大約是 1：3，而多數的原發性淋巴水腫個案好發部位為下肢。

人體中有幾項基因是影響淋巴系統發育的因子，若這些基因產生突變則可能造成先天性淋巴水腫。先天性淋巴水腫的淋巴系統發展失能，通常具有遺傳性，所以基因上的缺失有可能會出現代代相傳的現象。

在家族遺傳先天性淋巴水腫現象的特定家族中，科學家發現只有某一種基因突變才會造成家族遺傳，並通常以體染色體顯性模式呈現，且具有不完全外顯率和多變表象。

在遺傳學中，基因的強度被用於外顯率的判定。如果所有遺傳異常基因的後代都出現先天性淋巴水腫，則代表存在強烈的基因外顯率。若只有一小部分遺傳異常基因的後代實際發病，則基因外顯率將被判定為不穩定或多變的。

這也是目前論證淋巴水腫基因存在的現況：「並非所有遺傳突變基因的後代，都會出現淋巴水腫」的證據。根據研究分析，患有先天性淋巴水腫的父母，其子女有 50% 的機率會遺傳到缺陷基因。到目前為止，仍無法解釋為什麼先天性淋巴水腫在女性後代中更常見，而未來進一步的研究，將有望針對這種現象有新的解釋。

狡猾多變的先天性淋巴水腫

在許多先天性淋巴水腫的病例中，可以確定發病現象是隔代甚至相隔多代。而先天性淋巴水腫的同一家族成員中，有人是影響左腳，有人是右腳，也有可能有人是雙腳都出現淋巴水腫。

此外，病發年齡的變化也很大。雖然淋巴系統的發育異常已由基因決定，但先天性淋巴水腫可能在人生中的任何時候發生。最常見的時期是青春期或妊娠期，而在 10 ～ 25 歲之間為發病高峰。

但是，受到先天條件不足的影響，先天性淋巴水腫可能只要淋巴系統不足以消耗、運輸其工作量，就可造成明顯的病發。

先天性淋巴水腫的發生原因

根據發生腫脹的年齡分類，常見的先天性淋巴水腫原因可分為以下三種。

● 出生時或出生後 2 年內病發

先天型（小兒）淋巴水腫（Lymphedema congenita），占所有先天性淋巴水腫個案量的 10 ～ 25％。男孩通常在出生時就明顯受到影響，女孩則最常在青春期開始出現。若此個案具有家族性遺傳模式，則稱為家族性變異（Milroy's disease）。

● 出生後 2 年內～ 35 歲前

最常見的先天性淋巴水腫，占所有原發性淋巴水腫病例的

65 ～ 80％，最常發生在青春期或懷孕期間。在臨床醫學上統稱為早發性淋巴水腫（Lymphedema praecox）。若此個案具有家族性遺傳模式，則稱為梅格氏症（Meige's disease）。

● **35 歲以後初次出現**

一種相對罕見先天性淋巴水腫，由於發病年齡最晚，稱為遲發型淋巴水腫（Lymphedema tarda）。以我的臨床經驗及研究資料推論，有可能是因更年期荷爾蒙變化誘發基因表現，讓淋巴水腫表徵顯現出來。同時也因年紀增長、身體機能衰退，更是加劇淋巴水腫的嚴重度。

先天性淋巴水腫在治療原則上與一般淋巴水腫，並無太大的差異，任何治療介入的目標都是減少腫脹並維持消腫成果。這個目標也是希望淋巴水腫肢體能恢復到正常或接近正常大小，讓個案可以進行日常活動、提升生活品質並降低感染風險。

由於發病的歷程往往造成個案很大的心理創傷。例如：本來是高中田徑隊好手，卻在一次受傷後產生淋巴水腫症狀，導致身體動作失去以往的靈活，更因外觀上極大的變化導致自我厭惡、社交退縮等負面影響。

因此現今國際淋巴水腫醫療團體，除了給予標準治療介入原則之外，更加著重研究資源在兒童與青少年淋巴水腫個案的身心支持上，期望能讓罹患先天性淋巴水腫的朋友，能有更正面的成長與自我肯定。

個·案·故·事

遵照醫囑、持之以恆治療，
淋巴水腫不失控！

/ 佳欣 /

　　大約十二年前，我剛從大學畢業，進入了服務業。當時我認為長時間站立工作後導致雙腿感到沉重、水腫是很正常的現象。只要每天下班後抬腿休息一下，第二天就會消腫，所以沒有太在意。然而，身邊的人漸漸注意到我的雙腿大小差異太大了。我開始四處求診，直到後來懷孕，只好暫時中斷尋求治療。

　　懷孕期間，我承受著雙腿不斷腫脹的困擾，特別是懷第二胎，腫脹更加嚴重，有時甚至感覺右腳隨時都快要爆開。經歷了孕期、坐月子和哺乳期後，我以為終於可以好好治療我的腳了，但醫師告訴我只有開刀是唯一選擇，而且也不保證會有好轉。

　　幸運的是，認識了孟婷治療師，才開始接受綜合性的消腫治療。這項治療包括定期物理治療，還需要每天纏繃帶、擦乳液、進行消腫運動，同時我還要應對工作和照顧兩個孩子，生活變得非常忙碌。但為了健康，我一直認真遵從治療師的處方和建議。

　　經過半年的治療，我硬梆梆的雙腿終於變得柔軟，消腫了一

大半。再穿上訂製的壓力襪，乍看之下，和正常狀態真的沒有太大的差別！夏天時，我終於可以自信地穿上短褲、短裙，自在地享受陽光！

　　我的目標是讓雙腿盡量不再腫脹，除了定期回診，也需要認真持續治療。淋巴水腫是慢性疾病，無法一蹴而就快速解決。它需要時間和毅力、需要與它建立良好的關係，才能讓它不再失控！我相信只要依照淋巴水腫治療師的建議和引導，就能使生活正常化。

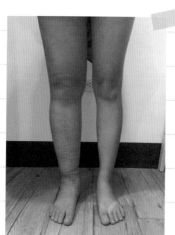 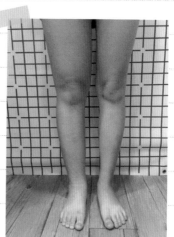

▲治療前　　　　　　　　▲治療後

為何癌症術後
易出現淋巴水腫？

淋巴水腫是因淋巴液不能正常流動而積聚在身體某部位所導致，而癌症手術可能涉及切除淋巴結或干擾淋巴管系統，導致淋巴液體無法有效流動，致使淋巴液滯留，增加水腫的風險。

　　前面章節曾經提到「淋巴系統負責運輸體液，還有產生免疫反應抵抗外來病菌的功能」。而癌細胞是由我們體內細胞變異的惡質細胞，不但生長速度較快，同時也喜歡侵犯淋巴結群，藉由感染淋巴結群影響免疫反應，同時利用淋巴管系統快速遊走全身，擴大勢力範圍。甚至淋巴癌更是直接從淋巴結本身病變引起的癌症；由此可知，癌症治療的影響與淋巴系統絕對息息相關。

　　根據研究估計，在後天性（次發性）淋巴水腫中，約有 68％人口與癌症相關、22％則無關[1]。為什麼癌症治療後，容易出現淋巴水腫呢？我們可從結構破壞、藥物副作用與身體素質改變等三大面向來了解！

面向一：結構破壞

①手術切除

　　癌症治療中大多會經由手術，將被癌細胞感染的淋巴結及其周邊組織切除。當淋巴結被移除時，連接在上的所有淋巴管也會一起被切斷、破壞。很多時候為了預防復發，醫師會將被感染或有高風險感染區域的淋巴結群全部廓清，形成此區域多條淋巴路徑截斷，淋巴液無法順利回收的現象。另外，還有術後的疤痕問題，不良的疤痕會產生身體張力不平衡，更會影響淋巴回流效率，此時就容易產生淋巴液淤積現象。

②放射線治療

　　第二種結構破壞為放射線治療（又稱電療）造成，劑量充足的放射線會讓癌細胞就地凋亡，同時也讓一起被照射到的組織缺水、凋亡或發生燒燙傷。所以接受過放射線治療的組織，若沒有照顧妥當或受傷太嚴重，往往有延遲性纖維化[2]的問題。這些纖維化不只發生在軟組織上，同時也讓皮膚下的微淋巴管，甚至肌肉層的淋巴

---

[1]與癌症無關產生的淋巴水腫有：肥胖、靜脈曲張、靜脈潰瘍、懷孕／更年期、燒燙傷、骨科手術後、局部複雜性疼痛症（又稱交感神經失養症，腦部、脊椎、心臟重大手術或中風後常見）、外傷、長期或重複性運動傷害、（寄生蟲）感染、類風濕性關節炎、心腎相關疾病、老化、過勞、負面情緒如憂鬱、甚至藥物引起的淋巴水腫都是此類。
[2]延遲性纖維化通常會在放射線治療兩年後達到高峰，可知其漸進變化的時間很長，提早預防接受相關物理治療可降低發生率、提高組織彈性、保持正常身體活動功能。

管一起變硬、失去正常功能，無法做好引流的工作。

　　因此，若癌友同時接受大範圍的淋巴廓清手術與高劑量的放射線治療，通常可以推論他的淋巴液容易堆積、淺層淋巴管又失去大部分功能，可能就會是淋巴水腫的高風險群。

肌肉纖維被破壞示意圖

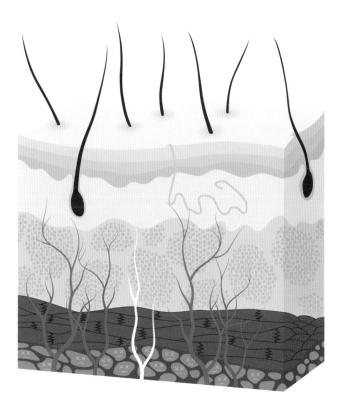

▲放射線治療會破壞肌肉纖維，使之乾燥、
斷裂、結痂或沾黏糾結。原先平順的肌纖維
就會失去彈性、坑坑疤疤，甚至可能壞死。

面向二：藥物副作用

　　某些癌症治療藥物本身就有淋巴水腫的副作用，通常因藥物引起的水腫現象會在停藥之後漸漸消失。但還是須特別留意，若水腫現象持續超過三個月，或在停藥後一個月都無趨緩，就高度有可能是淋巴水腫症狀了！因此在接受化療藥物治療期間，出現任何水腫現象都要嚴加觀察、多喝水、做輕緩運動，幫助藥物盡可能快速代謝，減少水腫滯留的時間。

面向三：病後體質改變

　　大病一場的身體，通常不會再跟以前一樣了。無論是經過手術組織結構遭受破壞，還是因為各種藥物治療讓身體內在反應混亂，尤其癌症之後的身體種種變化都是一段歷程。若我們沒有付出時間與精神用心觀察、改變、善待它，還是一樣過度使用身體、吃進許多不健康食物、沒有良好的生活習慣，那麼混亂又素質不佳的身體，就是淋巴水腫最虎視眈眈的發作舞台。

癌症治療期間都容易出現淋巴水腫

　　在整個癌症治療期間，從手術之後的疤痕護理、關節活動度、肌肉力量等，每一個身體恢復的細節，都是評估是否容易產生淋巴水腫的標準。若後續還加上化療、放電療等處置，更是要提高對淋

巴水腫出現的警覺性！

　　無論是什麼狀況，預防勝於治療、早治療麻煩少！尋求完整受訓過的淋巴水腫治療師、專科醫師或相關醫療人員協助，接受完整治療資訊及個人化治療計劃，並配合專業評估後的病症程度，進行全面的消腫治療，以獲得更健康的身心與更好的生活品質！

　　至於擔心自己是否有淋巴水腫可能的讀者，可以透過早期偵測，可以讓治療成效更容易掌握！〈附錄①淋巴水腫日常檢測表〉（P.236）可以追蹤自己術後的身體變化，觀察各方面症狀感受與肢體功能，即使肉眼還沒看見變化，仍可自我初步檢測是否可能有淋巴水腫的徵兆。

　　建議每週一次、固定時間做紀錄，減少檢測誤差。原則上不該有任何症狀，若連續兩週以上顯示有異常症狀且數量增加，請儘早尋求專業協助，找出變化原因。

驚人的真相！
藥物也會引發淋巴水腫？

　　大家常常很好奇：「淋巴水腫，可以吃什麼藥治療呀？」卻很少人問：「吃什麼藥會引起淋巴水腫呢？」其實，會引發淋巴水腫（或水腫）的藥物之多，多到讓我第一次在研討會上聽講時，非常驚訝、不停地瞪大眼睛，筆記抄到停不下來！

　　因為這整個藥物架構非常複雜又龐大，加上相關藥種類高達兩百多項，故無法詳細地說明藥物引發的淋巴水腫跟所有的藥物機轉，在此先簡單地整理這類淋巴水腫的臨床分辨要點跟主因。

　　一般而言，藥物引起的淋巴水腫（或水腫）的通常原因為：藥物造成個案身體其鈉離子含量的負荷調節失衡而發生水腫現象。像是藥物造成腎臟功能失能，使得體液代謝異常引起水腫，例如：**某些非類固醇類藥物、抗高血壓藥物、抗癌藥等**。另外，藥物使血管通透性提升或血管質地脆化，讓液體容易進入組織內形成水腫，例如：**某些血鈣調控劑、胰島素等**。

　　需要留意的是，某些對於身體鈣離子通道功能影響比較大的藥物，若一旦使身體產生水腫現象就較難自行恢復，而會逐漸轉變成慢性水腫，進而變成藥物引起的淋巴水腫。

　　這些狀況較常發生在女性身上，並且根據年齡、日常常用姿勢、

藥物種類而有所不同程度上的影響。

　　那我們可以怎麼改善，甚至改變這樣的現象呢？

　　①即時回報主治醫師或藥師您的狀況，詢問是否需要調整藥物等級、劑量或其他輔助藥物去減少水腫現象的產生。

　　②在日常生活中定期測量您的肢體，做好自我監控。必要時可以尋求淋巴水腫專科治療師的協助，做到更全面的水腫管理，避免狀況更加惡化不可逆。

　　③最直接的方式就是停藥。但這個處置還是要交由主治醫師或藥師來做最後決定，畢竟我們使用藥物就是為了治療自己身體的某些疾病與症狀，水腫或許是惱人的副作用，但也不能因此貿然停藥、本末倒置。

　　對臨床的醫療人員來說，藥物引起的水腫或淋巴水腫算是常態，但也不能因此掉以輕心。對於許多個案來說，單純使用壓力治療，或劑量❸過高的徒手淋巴引流，並不是最合適的處方，還是要用完整的整合性消腫治療觀點，解除這類起因相對單純的淋巴水腫問題！

　　因此，藥物引起的淋巴水腫，不可不慎，也不可消極應對！

---

❸劑量：徒手淋巴引流為臨床治療介入，因此也會有劑量的拿捏。此時通常是指根據個案耐受度，決定治療時間長短、治療深度（從身體表皮到淺筋膜層、肌肉層）與路徑規劃等。

淋巴系統與健康生死相依

淋巴系統受損或出現問題，可能導致淋巴水腫、感染性增加以及免疫系統功能下降。因此，保持淋巴系統的健康則是至關重要的。

　　曾經有位醫學研究學者說過一句話：「所有疾病皆來自於微水腫」。根據研究發現，當細胞距離微血管超過 5 微米時，會因不易從微動脈取得養分而產生凋亡。由此可推論，當細胞環境因為微水腫導致細胞體遠離微血管網無法順利取得養分，同時又因廢棄組織液的堆積造成環境髒亂，細胞因此變得不健康時，可能就是疾病的開始！

　　因此維持體液去留的平衡，其最重要功臣就是淋巴系統，也是維持身體健康的一大要素。接下來，我們從現代醫學的角度，來看看淋巴系統的角色在身體各面向的影響吧！

①對免疫力的影響

　　很多人會認為淋巴系統越健康，免疫力越好。事實上這個想法

並沒有被證實，因為「免疫系統」（Immune system）在人體中擁有十分複雜的機轉與變數，淋巴系統雖然參與其中，也只是一部分，並不能畫上等號。

「免疫力」其實是個很抽象的名詞，它包含了有形與無形的人體結構、生理反應、細胞分子甚至思想意念等等。而人與人之間的個體差異性非常大，導致在醫學臨床研究上很難有可信的實驗結果去證實「淋巴系統越健康，免疫力越好」這個假說。

既然淋巴系統有參與免疫機轉，我們還是可以盡可能用相對正確的方法維護，使淋巴系統運作良好，間接影響免疫機轉的表現，例如：生病時免疫機轉不會爆衝，導致更多身體問題。

至於要怎麼維持淋巴系統的運作呢？大家可從接下來將提到的面向，做為健康促進的參考。

②對腸道機能的影響

前面有提過小腸的淋巴系統，會從消化系統吸收脂肪與脂溶性維生素，並將這些養分運送給體內需要的細胞們。因此，小腸淋巴系統常被稱為人體的「第二淋巴系統」。

根據越來越多的腸道健康研究發現，腸道中的菌相也會影響腸道的功能表現，同時也會影響腸道淋巴系統的運作能力。反過來說，腸道淋巴系統的運作功能越好，也會提供腸道菌叢有更好的居住環境。

從生理功能來看，營養素吸收功能正常跟完整的清腸排便，這

些都是健康的重要條件之一。因此均衡飲食、定時排便、規律運動等等看似很簡單的生活守則，就是讓第二淋巴系統擁有健康的不二法門。

③對大腦健康的影響

大腦的淋巴系統被稱之為「第三淋巴系統」。從硬膜上環繞包圍著整個大腦與脊椎，因此腦脊髓液也可被視為淋巴液。這些精緻的淋巴通道，將多餘的體液從大腦內部引導流動到外部，並隨著管徑向下排除。

此系統由大腦神經膠細胞管控，在醫學上也稱這個系統為膠淋巴系統（Glymphatic System）是腦科學研究中很重要的新興研究對象。由於此系統的特殊性，且與中樞神經系統有關，也使得大腦逐漸被視為重要的淋巴器官之一。

近期研究發現與免疫系統功能異常有關的腦神經疾病，如：阿茲海默症、帕金森氏症、多發性硬化症及腦脊膜炎（又稱腦膜炎）等，都與膠淋巴系統的清理運送大腦廢物能力有關。

另外，近年來因為 Covid-19 感染造成的「腦霧」（Brain fog）不但使人記憶力衰退，與其相關聯的長新冠症狀是否也會逐漸影響大腦健康？這也是腦神經科學研究致力探討的新議題。

有些研究還指出「冥想」（Meditation）的練習，會改變大腦與中樞神經系統的互動，這是否也代表冥想練習，可以幫助大腦清理混亂的思緒，還可真正清除掉多餘的代謝廢物呢？這個推論很有

學理上的邏輯，期待未來有更多這類身心共好的研究實證問世。

④對睡眠的影響

交感神經支配了人體所有的淋巴系統。因此當交感神經興奮時，反而會減緩淋巴系統的運作，而當交感神經被抑制時，就是淋巴系統大展身手的好時機。另補充說明，我們無法主動刺激副交感神經作用，必須是交感神經被抑制時，才能顯現副交感神經的作用，如身體放鬆、呼吸平緩、心情平靜等。

當人體進入睡眠時，就是交感神經最不活躍的時候。因此睡眠時間就是淋巴系統最活躍的工作時機。藉由副交感的影響，讓淋巴管有最好的收縮動能，協助身體每一個角落排除多餘的體液及代謝廢物。

由此可知，充足的睡眠時間、良好的睡眠品質也被視為提升免疫力的要素之一。因為在睡眠期間，我們的身體正認真地做大掃除，從大腦到腸道、從皮膚到肌肉、從關節到內臟，只要有淋巴管，都是清除工作進行的地方。

因此睡眠與淋巴系統的健康，絕對脫不了關係！

⑤對肥胖的影響

肥胖已經成為現代人的文明病之一。根據世界衛生組織定義，肥胖是一種慢性疾病，而世界各國的肥胖人數也日漸增長，因此在

國際健康議題上被高度重視。

許多淋巴水腫相關的研究也證實：肥胖與淋巴水腫（及水腫）的產生是絕對正相關的。過多的脂肪組織不但阻礙正常細胞吸收養分，更阻礙了淋巴管運送工作，加上脂肪屬於帶負電的蛋白質大分子結構，非常容易吸引帶正電的氫離子聚集在脂肪細胞周邊。

什麼是帶正電的氫離子呢？簡單來說，就是身體裡的水分。於是肥胖、水腫、肥胖、水腫等等，這樣的惡性循環就漸漸產生了。

另外，睡眠問題也是造成肥胖的原因之一。睡眠品質不佳、時間不足等引響大腦下視丘功能，使人體內的瘦素（Leptin）分泌失去平衡，讓脂肪細胞的分解代謝減緩。若再加上睡眠問題影響大腦淋巴液排除不良，將帶來更多併發症，讓肥胖問題雪上加霜。

⑥對筋膜系統的影響

筋膜（Fascia）在人體研究領域是新興的研究熱點，尤其是近十年來對於筋膜的臨床研究如雨後春筍，帶給我們許多顛覆傳統醫學思維的新觀點。

筋膜系統不但是包覆、支持人體的一種結構，同時也有力量傳遞、儲存及分泌激素的功能等等，若真要講解筋膜系統存在人體中的意義，可能三天三夜都說不完！現在，就先來初步認識筋膜系統與淋巴系統的關係吧！

筋膜系統可粗略區分為三種：淺筋膜層、深（肌）筋膜層與內臟筋膜。無論是哪一種筋膜，都跟淋巴管路系統交織在一起、密不

可分。因為存在筋膜組織間的液體，就是所謂的組織間液，而被吸收到淋巴管中就成為了淋巴液。

當筋膜組織呈現糾結、沾黏狀態時，可能會出現囊袋狀（Sac）的結構，這個像小水窪的囊袋結構，不但使代謝廢物跟多餘的體液堆積在裡面，更會使力量傳遞不平順，漸漸產生疼痛、僵硬等身體問題。這些囊袋結構也可能會使淋巴管網的運送路徑受到阻礙甚至破壞，因此維持筋膜結構的彈性、潤滑、平順，對淋巴管網的健康是很重要的介入。

如何讓筋膜與淋巴系統互動更健康？可從以下兩個面向著手。

● 飲食：吃抗氧化的原型食物、補充足夠的水分。

● 運動：合適規律的運動訓練，如：重訓、心肺有氧、彈性伸展、呼吸練習等多面向的運動菜單。

若想對筋膜結構做更精確的鍛鍊，可試試有特定原則的筋膜訓練（Fascia Training）或又稱筋膜健身（Fascia Fitness），並搭配筋膜放鬆工具（如滾筒、球、身體刷等）來強化深淺筋膜層；亦可接受徒手手法，如內臟筋膜鬆動術（Visceral Manipulation）來平衡體內筋膜的張力。

⑦對內臟動能的影響

身體裡的臟器並非一直處在原地，它們會有自己的律動，例如蠕動、轉動、搖動、收縮、延展等等。像心臟除了應有的心臟肌肉收縮舒張，本身也會有自然的律動動作。

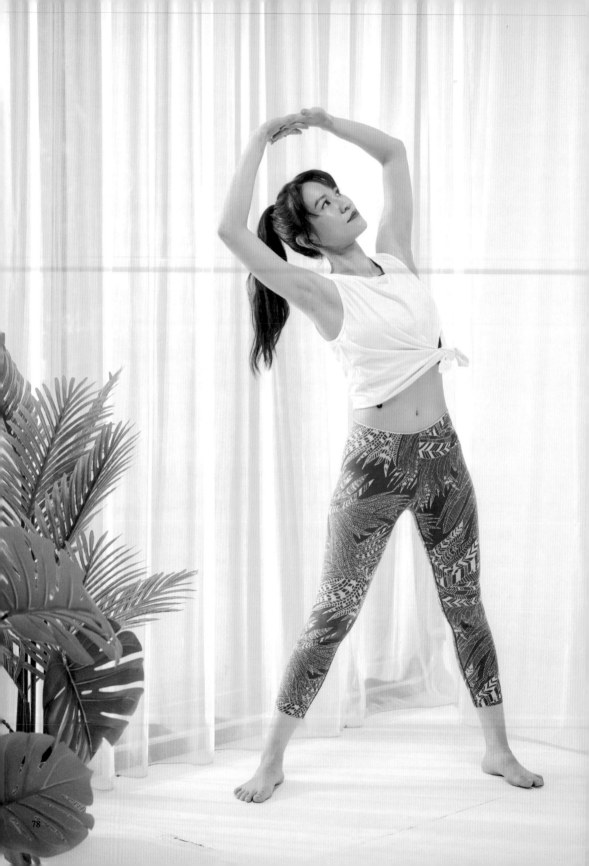

　　前面提到的「內臟筋膜鬆動術」，是一種可平衡內臟筋膜張力與動能的徒手手法。嚴格來說應該是內臟筋膜操弄術，因為不完全是放鬆筋膜，比較像是恢復筋膜的正常張力，讓臟器回到正確位置並有良好的天然律動能力。

　　更精細的是，每一個臟器都有自己的淋巴網路，即使是淋巴結都有屬於自己的淋巴網路（還記得嗎？淋巴結也是淋巴器官的其中之一呢），這些專屬的淋巴網路都有自己特定的回流路徑，例如肝臟的淋巴回流區域可以分為八個區塊，若有沾黏或是張力比較緊繃的區塊，就可推論這個區塊的淋巴回流較差，而施作內臟淋巴引流，就可以改善。

　　因此，只要每個臟器本身有良好的律動，都能視為增進內臟淋巴回流的指標之一。另外，內臟與內臟之間有所謂的「內臟關節」，這些關節活動度正常，也可以讓臟器彼此都有更好的活動空間，同時確保內臟淋巴網路有通暢的路徑，可執行廢物回收、傳送免疫物質等等重要工作。

　　當臟器的淋巴網路運作正常，其臟器本身的健康度更增加。而健康的臟器又能為身體帶來更好的全身淋巴回流作用，可說是雙向互惠的最佳狀態！

⑧對呼吸功能的影響

　　呼吸是我們天生就會的反射動作，但隨著年紀增長、壓力增多、生活習慣與動作慣性變差，內建的呼吸模式卻逐漸變了調。例

如：用了很多頸部肌肉來代償原本該作用的呼吸肌群，讓肩頸張力越來越高、橫膈肌因為用進廢退而變得無力，抑或以為腹式呼吸對身體很好，而習慣在腹式呼吸狀態，久了也會造成主要呼吸肌——橫膈肌及其他呼吸肌的失能。

由於呼吸的狀態與人體的交感神經作用直接相關，當這些呼吸肌失能時，最直接影響的就是交感神經的反應，讓我們的身體容易處在緊張、焦慮、易怒、擔憂等交感神經興奮的狀態中。長期下來，不但身心互相影響，更因交感神經過度興奮使淋巴系統運作失常造成許多疾病。

除交感神經過度興奮外，呼吸模式也可以看出體腔內壓力差的表現。基本上，人的胸腔與腹腔需要有正常的壓力差變化，才能讓空氣在肺臟中有好的氣體交換，同時利用體腔壓力刺激、擠壓深層淋巴管，協助幫浦運動讓淋巴液有更多回流量與更好的管道動能。

因此，利用體腔壓力差所設計的淋巴回流呼吸練習，可讓該做事的呼吸肌有效率做事，更能降低交感神經衝動、促進深層淋巴回流，讓身體回到自然、放鬆的淋巴流動頻率的律動。

長新冠症候群是否對淋巴水腫造成更多影響？

在疫苗接種後，陸續發現在慢性病史的個案中，出現了一些不良反應。而淋巴水腫也是慢性疾病之一，在接種疫苗之後是否出現更多問題？對淋巴水腫的病症是否有著不為人知影響呢？

目前以疫苗注射後的不良反應回報來看，有些個案因注射疫苗而發生短暫的次發性淋巴水腫，經過完整且密集的整合性消腫物理治療的介入後，這類的淋巴水腫平均在兩個月後得到良好的消腫成效，但是否會再次發生，則沒有專家可以拍胸掛保證。

不過分析過相關個案報告後，此類因疫苗注射後發生短暫次發性淋巴水腫的個案，大多是本身就有靜脈系統功能問題的病史或徵兆，故研究上推論，因原來靜脈功能不全，加上疫苗注射後引起的免疫反應導致體液迅速增加，使得淋巴系統負荷超載，才會在注射疫苗後發生淋巴水腫的病症。

至於已經感染過新冠肺炎的個案，尤其是又患有淋巴水腫的朋友們，是否在健康維護上具有其他威脅呢？可以先列出一般長新冠症候群可能會的症狀後再來分析。

長新冠症候群較常見症狀：

● 持續性高體溫（不是發燒，但體溫相較以往較高）

● 味覺或嗅覺發生改變（通常是變得較遲鈍）

● 失眠

● 關節疼痛

● 心悸

● 呼吸短促

● 身體感覺刺麻

● 容易起紅疹

● 容易感覺疲倦

● 容易腫脹，體液堆積在不特定部位：手、臉、腿、足部等。

另外，比較少見的症狀有：

● 癲癇或類似癲癇的症狀

● 感覺過度敏感

● 記憶力退步

　　若曾經被新冠肺炎的病毒感染，其身體免疫功能也有一定程度的刺激及打擊。此病毒株並非一般病毒，很多人在恢復過程中發現，不但恢復速度緩慢，同時也遺留下其他確診前沒有的身體健康問題。對於淋巴水腫的族群來說，單純偏高的體溫及失眠問題容易使水腫

控制不佳，更不用說體液過度堆積的後遺症了！

　　就臨床經驗發現，部分個案在打完疫苗（或確診）之後，產生筋膜張力異常，導致身體容易感覺緊繃，甚至筋攣（抽筋）！這些張力異常的現象，多少會讓水腫再現。但說也奇怪，再次回腫的狀況反而相對容易減緩、解除，但張力異常的現象就非常容易反覆發生。若說癲癇是大腦放電異常的現象，那筋膜張力異常，能不能視為筋膜神經傳遞鏈的放電異常呢？

　　現階段的研究還很少，而每個人的個體特異性對病毒的反應皆不相同，因此若要直接證實新冠肺炎病毒對淋巴水腫具實質影響，或許還需要很長的時間。

　　現今醫學界研究大致認同一個臨床推論：「既然是嚴重影響淋巴免疫系統的病毒株，對於淋巴水腫這類淋巴系統健康度較差的個案，破壞性的影響是一定有的！只是尚不知會影響到什麼程度。」

　　目前我們能做的，就是盡可能維持平常心去看待可能的症狀，避免過度放大檢視。若感覺不安心，可以尋求專業治療，例如：免疫風濕科、心肺運動物理治療、淋巴筋膜物理治療、心理諮商或正規藥物治療等。更重要的是，持續保有規律適量運動的生活習慣！

　　新冠肺炎或許會是人類病史上，預後最不可預測的，但我相信在正確的自我健康照顧觀念下，回到健康正軌上並非遙不可及。

未罹癌，
淋巴水腫與我無關？

「水腫」是身體製造出來的垃圾堆積，若沒有好的清運作業，長期讓細胞住在一個髒亂多廢物的地方，我們就容易生病。因此，水腫可約略分類為：「動能不足型」、「機械功能不全型」及綜合前兩者的「綜合功能不足型」。

①動能不足型

是指淋巴系統沒有受到損傷，但大量的淋巴液產生造成淋巴系統暫時負荷不了，以致身體出現水腫的現象。例如：前一晚睡前吃鹹酥雞或喝較多的水，早上起床發現眼睛泡泡的！又或是身體比較疲倦、久站久坐久走、女性生理週期、懷孕期、行動不便使活動量下降、輕度慢性靜脈功能不全等，讓肢體感覺沉重腫脹，這些水腫現象會在適當休息一段時間（或是產後）解除。

②機械功能不全型

因先天性淋巴系統發育不完整、淋巴系統的手術、放射線治療、外傷或發炎反應等，引起淋巴系統運輸功能下降造成的水腫。當淋巴組織損傷非常嚴重，淋巴系統無法執行它的基本功能：從組織中

吸收排除水分和蛋白質，或對水分和蛋白質的增加負荷量做出正常反應，這時就會產生所謂的「淋巴水腫」。

③綜合功能不足型

　　當「動能不足型」的水腫症狀出現太久（1～3個月以上），就會逐漸往「機械功能不全型」發展，轉變為「綜合功能不足型」。例如：腳踝扭傷未癒、骨折、關節置換術後水腫、臥床時間過長產生的水腫等，此情況可說是覆水難收，不但淋巴水腫出現，可能伴隨更嚴重的淋巴管壁傷害及組織間廢物堆積，想要恢復健康將更加棘手。

　　因此就算沒有罹癌，我們也要有正確認知：水腫在每個人一生中都有可能發生，**當水腫的「症狀」久留時，就容易帶來「疾病」**，千萬不可輕忽！

更年期全身性水腫

/ 小珍 /

　　小珍姐是五十多歲的職業女性，她時不時會出現全身性水腫，即使在各大醫院做了許多檢查，仍找不出原因。健康檢查報告也沒有顯示任何異常，讓她感到非常困擾。這種全身腫脹緊繃感，不僅影響她的靈活度和生活品質，甚至心情低落到還去身心科報到。初次評估後發現，小珍姐的鎖骨下靜脈和骨盆腔靜脈功能，雖然沒有阻塞問題，但回流功能偏弱。同時還伴有深淺筋膜張力過高、核心與骨盆底肌連動不良、呼吸模式不正常等身體結構狀況。

　　根據筋膜研究發現，女性筋膜張力與荷爾蒙激素分泌現象有關。尤其常見於懷孕及更年期婦女，因受荷爾蒙影響使筋膜張力受器變得更敏銳，有可能因此產生身體緊繃、體液流動受阻，甚至關節活動度與肌力下降的現象。

　　除了整合性消腫物理治療將水腫消退，還針對小珍姐的身體結構需求設計合適的筋膜運動與呼吸練習，讓其身體張力可以更

自由的調控且有好的呼吸模式，讓深層體液更能完整回流。同時降低交感神經衝動，為她身心帶來平緩的狀態。幾週後，小珍姐更清楚該怎麼處理身體感受，不再害怕水腫、緊繃感會打亂她的生活了！

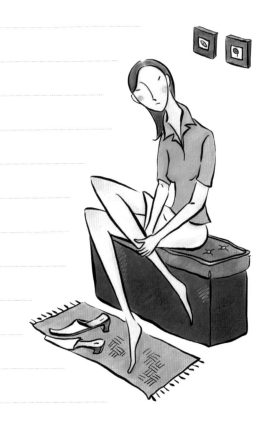

交感神經失養症

/ 王先生 & 阿玉 /

交感神經失養症（Reflex sympathetic dystrophy） 又稱為「複雜性局部疼痛症候群」（Complex regional pain syndrome），其發生機轉及原因不明，但多數發生在肢體受傷或接受手術之後產生了異常疼痛、觸覺敏感、腫脹、僵硬或自主神經異常（體溫調控、排汗困難）等現象。

王先生跟阿玉都是因交感神經失養症，引起過度疼痛與水腫問題。雖然兩人的嚴重度與範圍不相同，但此症狀帶來的身心失衡，都有一樣的困擾、甚至對身體狀況產生無力感。

由於過度敏感的觸覺失調，只要一點點微風輕撫皮膚，都像被閃電擊中般痛苦！更何況還有水腫緊繃症狀，好似皮膚都快被撐裂。而接受徒手物理治療與運動物理治療的時候，對兩人來說都是極度不舒服的介入。

淋巴水腫治療師除了根據兩人不同的身體功能程度，給予專屬治療之外，更利用疼痛照護的概念，提供完整的心理協助，讓

他們能以正向的思維來面對身體的不適與復原的漫漫長路。

水腫所影響的不僅是身體健康問題，更是心理健康關鍵。當水腫問題逐漸解除，對於整個身心健康都是一大進步！

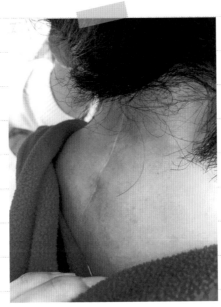

▲因脊椎術後導致局部淋巴水腫，個案也因脊椎損傷導致交感神經失養症，產生腰部以下全肢體中重度淋巴水腫。

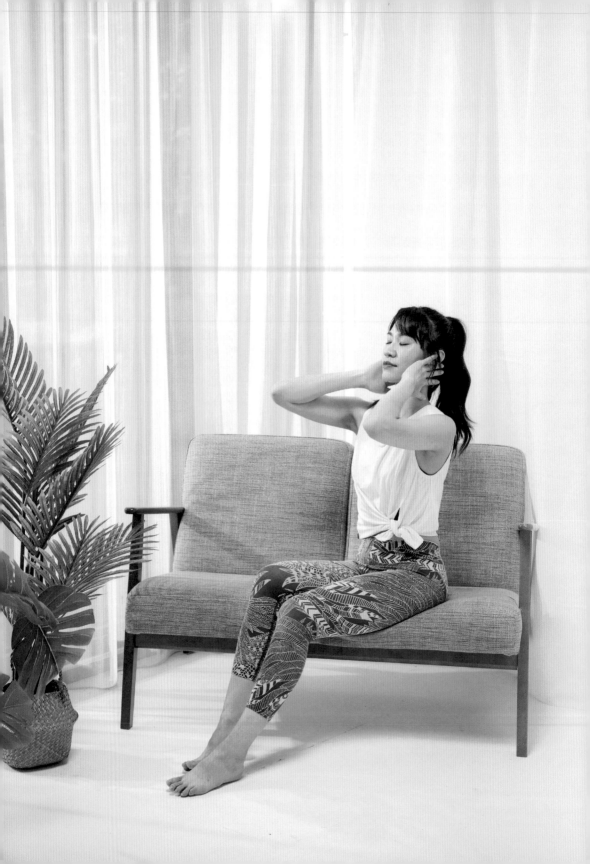

Chapter

2

原來我們都想錯了？
破除淋巴健康10大迷思

淋巴水腫的照護不僅需要專業人士的指導，

自己對此也必須正確了解，

否則在治療過程中，

盲目相信傳言或偏方可能導致更大的健康風險。

因此，本章羅列了 10 大常見迷思，

提供大家對於淋巴及淋巴水腫照護上，

更多的正確認知。

迷思
1

痛則通？
按壓淋巴結讓你更健康？

　　你是否常常聽到一句話：「痛則不通，不痛則通」。因此讓人認為，身體若出現「疼痛」就表示有地方「不通」，要讓身體「通」，就是要先忍受「痛」的處置，等到「不痛」了，身體就「通」了。

　　姑且不論「不痛」是否真的「通了」，光是疼痛這個健康議題，本身就擁有非常龐大又複雜的機轉與成因。許多坊間的保健方法並沒有徹底地了解人體運作機制，單純用讓你痛代表身體不通（不好）來分辨是否健康，這些方式過於獨斷且無視人體精緻分工的複雜性。

　　若是按照這般邏輯，當癌細胞在身體中出現時，通常是「不會痛」，例如：淋巴結腫大卻不痛不癢、皮膚出現斑塊或是顆粒卻不

痛不癢……等等。難道這也代表「不痛則通」嗎？

再者，我們最常聽到的「按壓、拍打、揉捏淋巴結，每天一百（甚至一千）讓它疏通帶走身體廢物，可以常保健康，而且最好是要按到痛！打到瘀血才有效果！」這究竟是什麼效果呢？創造更多細胞創傷的效果嗎？

外力過度刺激損害淋巴結與淋巴管

根據前面所學到的基本淋巴系統知識，淋巴結本身由交感神經所支配，擁有自己的神經血管系統，在人體中擔任次級淋巴器官，負責精細且重要的工作。如此精緻的器官，根據研究發現一旦受到 60 ～ 70 毫米汞柱的按壓摩擦力超過 5 分鐘，便會開始出現系統關閉、功能暫停，甚至淋巴管破裂的現象。

太用力的外力刺激只會對淋巴結與淋巴管造成傷害，而無法提升任何健康功能。或許一般健康組織還能稍稍抵擋這樣的外來傷害，或是受傷後復原的速度較快給人重獲新生的錯覺。實際上，現在許多人的身體是處於亞健康的狀態，身體組織對於大力的刺激無法得到任何好處，反而會增加更多負擔。

在臨床上，有案例為了保健而定期接受大力道的淋巴按摩，反而造成淋巴結破裂、淋巴系統過度激活，產生瀰漫性癌病變的個案（癌細胞跑遍全身，但找不到最初發生的位置）。淋巴結本是要為我們擋下身體內不好的物質，以外力過度刺激、破壞它們，絕對不是一件好事！

因此在淋巴系統的保健與治療中，並不是直接刺激淋巴結，或是按壓周邊組織引起痛覺。真正的方式是，試著用模擬淋巴管自主收縮模式的手法，輕柔的增進淋巴管動能，使淋巴管與淋巴結可以有更好的推送力量。例如：徒手淋巴引流（Manual Lymph Drainage, MLD）、淋巴神經反射點、內臟淋巴筋膜鬆動術等。

另一方面，輕微規律的震動，或許對於卡在淋巴管或淋巴結內的雜質有鬆動的效果。但追根究柢，這些物質即使在管內運送順暢，最後可能還是會被運送到某一個淋巴結內做儲存。輕微規律的震動大多數是加速雜質們的運行，若沒有配合其他方式，也很難將之順利排出。

淋巴解痛放鬆，按摩手法要輕柔

再回來說說「痛則不通，不痛則通」的淋巴與筋膜系統的科學觀點吧！

從近年的研究發現，人體中筋膜網路排列混亂時，容易因為糾結在結構上出現囊袋狀（Sac）的變化，組織液與代謝廢物容易在傳送的過程中掉落到囊袋中，像路面的水窪積水一樣，逐漸沉積許多不良物質。這些不良物質若沒有適時清理，就容易讓組織出現發炎現象，因此產生微水腫與疼痛。

若要將這些混亂的筋膜網路重新做整理，讓它變得平整順暢，此時更不能用大力道（按、壓、刺、推等）的方式介入，因為筋膜本身的保衛機制，會因過度刺激而產生更多緊繃收縮的反應！最合

適的介入，就是讓組織自行鬆解張力，可以用擺位放鬆法或是徒手淋巴引流，增進淺筋膜層的流動性等這些輕柔手法，都是解痛放鬆的好方法！

　　因此想要提升淋巴健康之前，了解淋巴系統的運作模式，可說是非常重要的保健基準。正確的思維與邏輯，可以幫助自己更能在安全的道路上尋求真正健康。

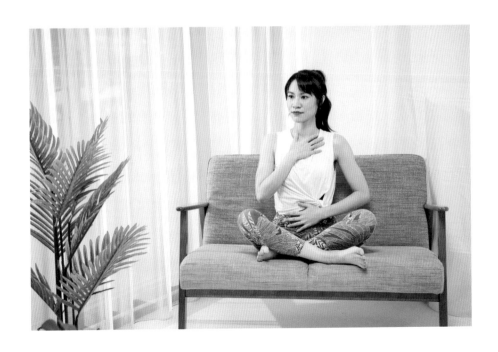

迷思
2

淋巴排毒排什麼？

　　大家對於「淋巴」有比較進階的認識了，接下來說說大眾都愛的「淋巴排毒」吧。首先，先定義出什麼是「毒」（Toxic）吧！在臨床醫學，對於「毒」的定義通常是指外來且會危害生命的物質，例如：蜂毒、蛇毒、化學毒物、自由基等等。若真的中毒，就必須靠相對應的解毒劑來拯救性命。因此站在臨床醫學的角度，「排毒」（Detox）這個作法，大多是危及性命時的醫療介入手段。

　　再來想想，萬一真的身體裡有「毒」，誰會來幫助我們排出去呢？按照人體運作的方式，協助「排毒」最重要的角色，就是肝臟與腎臟！它們受到身體求救訊號後，會啟動解毒機轉、努力將毒物分子分解，藉由排尿、排便、排汗等排除反應，把危害身體的毒物排出體外。這也是為什麼當人體碰觸到有毒物質，或攝取過多毒性

食物，極有可能引起急性、慢性肝腎衰敗的原因之一。肝臟與腎臟，才是幫助人體排毒的主角。那淋巴系統呢？它們有幫上什麼嗎？回想一下前面不斷提到的，淋巴系統的主要工作是「運輸」。因此在排毒這件事，淋巴系統就是將毒運送到身體各處。

什麼？這不就嚴重了？它不是應該幫忙排毒嗎？怎麼反而把毒送到身體各處？然而，當身體裡有毒物，淋巴系統的運作模式，確實就是讓這些物質運輸到各處，因為這就是它天生的功能呀！

在運送過程中，淋巴結幫忙過濾、濃縮充滿毒物的體液，而被搜集起來的毒物，分子小的毒物或許還有機會被運送的肝臟與腎臟被解毒與排除；若是分子大（例如 PM2.5）而無法被分解的，終究還是會儲存在淋巴結中，直到淋巴結因堆積過多毒物失能、凋亡。

淋巴排毒的效果其實毫無邏輯

看到這裡，無論從字面或是實際運作面來判斷，應該可以得知，所謂的「淋巴排毒」其實是一個被創造出來的人工字詞罷了，看似對健康具有用處，但事實上卻毫無邏輯。

或許有人會說，毒物不一定真的那麼毒呀！代謝廢物也可以視為一種毒物啊！那當然，代謝廢物堆積起來引起的後果也是不容小覷。正因為不容小覷，我們才要用更誠實、更實際有效的認知和作法，幫助身體真正排除代謝廢物，不是嗎？

「淋巴排毒」看似滿足了大家想要追求健康的渴望，但在甜美的糖衣之下，是否暗藏許多混淆視聽的商業化運作呢？

迷思
3

淋巴按摩與淋巴引流
分不清？

「哇～這麼輕柔？我還以為淋巴物理治療會很痛很折磨！」

「這樣輕輕的，消腫的效果怎麼這麼好？」

第一次接觸到徒手淋巴引流手法的朋友們，99％會有上述的讚嘆跟疑問，還有：「朋友跟我說淋巴物理治療是輕輕柔柔的，不會痛，隔天也不會更腫，而且治療完之後會一直上廁所」。那淋巴引流的真面目是什麼？為什麼淋巴引流不等於淋巴按摩呢？

要分辨事物，首先要從它們的名字開始認識。先來說說按摩這個詞！按摩（Massage）來自於古希臘（Massain）一字，為「揉捏」之意。說到這，相信有接觸過徒手淋巴引流的朋友已經恍然大悟：徒手淋巴引流手法，完全沒有揉捏的動作！

接著，按摩也帶有撫推、拍打、震動的意思。常見的按摩手法也包括以上幾種模式。因此，和徒手淋巴引流手法相較起來，兩者之間的差異明顯可知。

徒手淋巴引流手法具治療性，須謹慎小心

徒手淋巴引流使用的「引流」（Drainage）一詞，有著「引導液體流動」之意。徒手淋巴引流是模擬淋巴管的收縮動作模式，與促進組織間大分子蛋白質被回收功能所研究出來的手法。對於淋巴管道失能的狀況，例如：淋巴水腫、問題肌膚或腫脹等等，徒手淋巴引流在治療上占有十分重要的地位。

微淋巴網路位於皮膚真皮層與肌筋膜間的皮下組織，所在位置非常表淺，因此淋巴引流施行的手法也是以輕柔、多方向延展皮膚為標準。另外，為了確實延展皮膚、刺激真皮層中的微淋巴管道，在徒手淋巴引流施作時，不會使用任何介質。例如：油、乳液、滑石粉等等。因為一旦有了滑潤的介質，很容易只做在表皮或是更深層的肌肉上，變成了按摩中「滑撫」的手法。這樣就完全失去徒手淋巴引流的效用與技巧，這也是最容易讓人誤會的地方：做淋巴引流感覺像是在按摩呢！

淋巴管的結構與動作都十分細微、精緻且具有韻律性，施作徒手淋巴引流的手感也應是如此。一般的按摩手法除了力道過大，更可能因為方向與模式錯誤造成淋巴管道的破壞，導致更多體液滯留、肢體更加腫痛。

另外，因徒手淋巴引流常被誤認為單純的按摩手法，導致很多人甚至認為只要做了「淋巴按摩」、「淋巴排毒」，就能達到消除水腫或保健美容目的。但正確的徒手淋巴引流，是帶有治療性的手法，若不慎重使用，猶如亂服藥物般危險！

只能提升大家對於淋巴系統及徒手淋巴引流的正確認知，幫助大家判斷自己所接受的「淋巴保健」是不是真有其效果？記得停，看，聽！先瞭解您所需要的是治療還是保健？您所接受的手法是淋巴引流？還是按摩？用知識為自己的健康把關！

而施作淋巴引流的人，應該充分了解人體淋巴管道系統及個案的淋巴路徑狀況，更應接受過良好完整的訓練，才能給予正確的徒手淋巴引流技巧，不用似是而非的名號，模糊徒手淋巴引流與一般按摩的界線。

徒手淋巴引流與按摩的差異

 健康小百科

	徒手淋巴引流	按摩
原文及字意	Manual Lymphatic Drainage 引導淋巴液流動的手法	Massage 揉捏、撫推、拍打、震動的手法
在人體的作用層面	真皮層與皮下組織（淺筋膜層）	肌肉與筋膜
施作時使用介質	不使用介質	油、乳液、滑石粉
作用模式	模擬淋巴管收縮與多方向皮膚延展	按壓肌肉與筋膜組織
施作力道	輕柔（一般壓力值約 30 ～ 40mmHg）	較重、深度較深
作用目的	促進淋巴管自主收縮性，提升淋巴功能	肌肉與筋膜放鬆
具有淋巴管道重建功能	有	無

迷思
4

淋巴按摩可以瘦身？

「淋巴按摩」就是根據淋巴流向所做的深筋膜或肌肉層的按摩手法。大多是以滑撫、長推的方式進行，所以需要有潤滑介質，如：按摩油等。

從臨床研究上發現，正確施作的淋巴按摩可能會有些類似淋巴引流的效果，但持續性卻相對短暫，且無法有效誘發淋巴管自主收縮與推送。不過淋巴按摩還是讓人有心情放鬆、被動體液回流的效用，在美體美容業也是廣受應用的手法。不過若說可利用淋巴按摩來瘦身，這就誤會大囉！

施作良好的淋巴按摩，可紓解開部分糾結凌亂的筋膜，由於筋膜組織有一定程度的可塑性，做完淋巴按摩後，身體的線條看起來會比較結實平整，加上順著淋巴流向被動推送體液回流，會讓多餘

水分被排出體內，體重也會有短暫減少的變化。這些原因都會讓人以為，做完淋巴按摩就「瘦身」了的錯覺。

肥胖真正的元凶：皮下脂肪

你一定想問：「那脂肪呢？脂肪可以被推走嗎？有人分享，按摩師幫她把腰部的脂肪往上推到胸部，同時瘦身又豐胸呢！」

這真是個很好的問題！若我們都知道脂肪細胞是最忠心耿耿的細胞，大概就能猜到它們絕對沒有這麼好應付！一般按摩影響的是皮下脂肪，皮下脂肪層細胞有「脂肪套」這個結構，除了協助脂肪細胞成形之外，還有固著在基底層的用途。

簡單來說，皮下脂肪細胞出生後，都會帶著一份忠心死守在原生崗位上，對我們的打罵推按甘之如飴、不離不棄，直到它凋亡的那天。

而一般皮下脂肪細胞的半衰期為 2 ～ 3 年，也就是說，如果真的希望某區域的皮下脂肪可以消失，經過 2 ～ 3 年後，這區域的脂肪最多也才汰換一半而已，同時別忘了，還會有新的小脂肪細胞不斷的產生喔！

若真的渴望瘦身，仍需實際回歸到最根本的條件：飲食（熱量）控管、運動處方、良好充足的睡眠及代謝運作正常的身體素質等。目前尚未出現簡單方便又不傷身的瘦身方法，重視身體所缺乏的健康要素並用正確的方式補足，才能夠累積與擁有長久的健康資本。

迷思
5

橘皮組織按摩的
健康危機！

　　橘皮組織是因脂肪細胞過度肥大，讓圈住脂肪的脂肪套像過小的皮帶一樣套住肥厚的脂肪細胞，在皮膚上形成凹凸不平如橘皮般的外觀，但不美觀的狀況總是讓人想除之而後快！

　　因此，各種按摩手法、美容產品、保健食品又開始占據了我們的大腦，努力地思考怎麼把討人厭的橘皮組織趕走呢？

　　但徒手按摩無法撼動牢固的脂肪套，再昂貴的美容產品頂多只能到達真皮層上半部，保健食品更是充滿肝腎負擔的危機。另外，有些人使用狼牙棒尖角滾筒，試圖滾段堅固的脂肪套，滾碎肥嘟嘟的脂肪細胞，讓橘皮組織永遠成為歷史，還給我們平滑如絲綢般的肌膚！

消除橘皮組織，尋求專家避免傷害

　　事情總是有很多的面向，如果非得要這麼做，不如先來看看最新的臨床研究發現吧：「橘皮組織按摩工具可能引發免疫疾病？」

　　近年有些人使用橘皮組織按摩工具後，產生了嚴重的免疫反應，甚至因此丟失性命。研究學者持續探討後發現，原來使用橘皮組織工具，雖然破壞了脂肪套、讓脂肪細胞破損，同時也引起了身體的極端免疫反應。我們的身體不了解什麼是「消除橘皮組織」，它只是為了要保護自己，減少任何體內細胞被粗暴地消滅，所以免疫系統動員大軍前往救援。

　　但這樣激烈的免疫反應，就像突然打了很高劑量的疫苗，會造成身體更多的不適現象。若原先素質就較差的身體，例如有慢性病、肥胖、免疫功能缺失、新陳代謝不良等，就會因此成為戰敗的一方。

　　對此，學者們初步的共識是不需要因噎廢食，畢竟正確使用筋膜滾筒還是有許多健康的益處，但凡事過猶不及，應該使用到什麼程度才是真正的「好」？大家可以尋求專家的協助，而非自行摸索、瞎子摸象。尤其是在自行使用橘皮組織按摩工具或筋膜滾筒後，如果有產生紅腫熱痛癢、發燒、疲倦、畏寒等不正常反應，都應儘速就醫。

如何挑選最適合自己的按摩滾筒 〉健康小百科

比起市面上常見有凹凸表面的硬滾筒，其實平滑、柔軟的材質會更適合淋巴水腫個案。

個人最推薦德國品牌「softX®」的泡棉滾筒。其特殊材質，經實驗證實，可以將淺筋膜層輕輕帶起，有效增加筋膜滑動以及淋巴活動的效率。

當然，一般泡棉滾筒只要材質對人體是安全的，也都是可以使用的產品喔！

誤以為做SPA
就是淋巴治療？

有人提出：「我有淋巴水腫問題，美容院的美容師說他們可以處理。淋巴出問題，就是要做SPA！推推按按、清通淋巴結就好了，沒那麼難！」

若是這樣真的就太棒了！我也好希望淋巴治療可以這麼輕鬆寫意，這世界上就可以少掉好幾千萬個深受淋巴水腫之苦的朋友。醫學研究學者與臨床治療人員，也不用費盡腦汁想要幫助大家遠離淋巴水腫所帶來的各種苦痛。

事實並非如此。SPA 帶來的是身體緊繃與心理放鬆後的舒緩，經過專業且高品質的 SPA 後得到的身心放鬆，或許可以擁有比較健康的狀態。而淋巴水腫是一種慢性病，預防勝於治療、控制勝於

放任。如同我們不會去肉品店請老闆做手術，畢竟並非刀子割一割就是做手術。同理，也不應該把 SPA 館的淋巴相關保養當作是醫療協助。

當淋巴系統出問題，此時已不是一般保健方法可以幫助我們恢復健康，而是需要醫療機構請專科醫生、專科治療師做完整檢查與評估，才能找出真正的問題來源、對症下藥，經過正確的治療讓身體恢復健康。

誰能真正幫助我──認證淋巴水腫治療師

在淋巴治療這個領域，需要先認識「認證淋巴水腫治療師」（Certified Lymphedema Therapist, CLT）！他們是評估與治療淋巴水腫的專業醫療人員，背景可能來自物理治療師、職能治療師、護理師、醫師或在歐美國家的認證按摩治療師（目前臺灣無此認證，請找尋正規登記合格醫療人員）。

在歐美日韓等國家，對於淋巴水腫或是淋巴相關治療的介入，通常建議優先尋找有經過專業淋巴水腫治療師受訓的物理治療師、職能治療師、醫師或護理師。這些合格的治療師，通常會有自己的專科門診、或是在有立案的專科醫療機構執業，書中在附錄②〈如何取得認證，成為淋巴水腫治療師？〉（詳見 P.237）提到在執業前，尚須通過受訓與諸多認證。

淋巴水腫治療師在取得認證後，依然需要不斷進修，只要一日還在淋巴專科執業，上述這類的進修不會停歇。

最後大家應該產生共識了吧？正規的淋巴治療師會用正確的知識施行治療，同時還會教你如何照顧自己！因為學會自我照護非常重要，也是長期治療目標之一。由於淋巴水腫是慢性病，淋巴水腫治療師必須教導、支持個案學會以上能力，好讓個案能應付各種生活狀況！

這些絕對不是在 SPA 館可以學習跟接收到的資訊與協助，而經過專業訓練的 SPA 施作人員，也應該了解自己可以協助的專業範疇，不要因為錯誤認知而延誤了他人的就醫黃金期。

做 SPA 很放鬆很舒服，但就留到需要放鬆舒壓的時候再去吧！

髖關節骨折術後水腫

/ 高齡阿嬤 /

　　90 歲高齡的阿嬤，由於跌倒造成股骨頸骨折，就醫後打了骨釘。因活動量減少，加上年紀較高，術後十多天，雙下肢仍呈現嚴重水腫，甚至皮膚顏色變深，產生發黑現象。雖然在院內檢查並無任何臟器疾病，但家屬有很好的醫療認知，知道長期水腫會帶來更多健康問題，主動尋求治療。

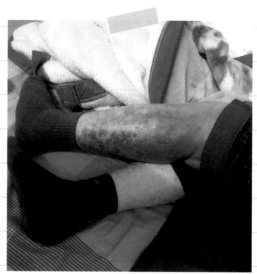

▲術後十多天，下肢仍呈現發黑現象

　　經過靜脈超音波掃描發現，阿嬤雖然高齡但鼠蹊主靜脈狀況良好，淋巴回流條件充足。阿嬤進行首次整合性消腫治療後，為了讓她行動能力尚未恢復完全之前，盡可能維持治療成效，也替她貼上淋巴引流貼紮（Lymph Taping），同時教導家屬簡單的居家淋巴引流方法與每日主被動的運動處方。

　　治療隔天家屬回報，阿嬤的腳踝、小腿已經消腫將近一半，只餘大腿尚有明顯腫脹、腿部肌肉摸起來略為僵硬。但慶幸的是，她終於比較願意起床散步了。一天過後，就連大腿也消腫一半，甚至大小腿的肌肉開始變柔軟。兩週過後，水腫消腫越多，阿嬤活動力也上升不少，生活品質大幅增加，家人都雀躍！

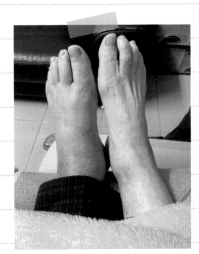

▲首次進行整合性消腫治療後，成效明顯

淋巴引流
可以抗癌、治癌？

淋巴系統的健康保養議題很引人注目，除了淋巴排毒這類沒有邏輯但很吸引人的說詞、淋巴按摩常被瘦身畫上等號之外，坊間更是充斥著各種似是而非、魚目混珠的淋巴保健法。尤其是暗藏在各種看似正確的醫療知識下所傳達出的錯誤訊息，其中最令人擔憂的，就是與「抗癌」、「治癌」相關的說法。

我們當然都知道淋巴系統的健康與癌症發生與否，有著難以分割的關聯性，但這並不代表努力維持淋巴系統健康，就保證不會發生癌症。畢竟經過長年的研究與探討，「壓力」才可能是誘發癌症最大的因素！

先前所提的徒手淋巴引流，的確在醫學臨床上對淋巴系統有著

十分顯著的影響成效。但只要是「治療性」的介入，即使是看似無侵入性的徒手治療，也都有著「劑量」拿捏的使用策略及處方。當它的治療成效若被有心人擴大詮釋時，竟成為治療癌症、對抗癌症、預防癌症的好方法？

淋巴引流方法與治療、抗癌無關

有幾分證據就說幾分話，徒手淋巴引流確實被廣泛應用在癌症相關淋巴水腫或癌症安寧處方上，但它絕對無法治療、對抗、預防各種癌症！面對癌症，還是要先從正規的手術、藥物、放射線等治療介入，才是不會造成病症拖延、甚至刺激病情！

在臨床原則上，當癌症正規療程尚未結束前，受訓過的淋巴治療醫療人員並不會貿然施作徒手淋巴引流，因為身體裡的抗爭還在進行中，讓戰爭集中在一處發生，相對好控制許多。雖然目前並沒有證據顯示徒手淋巴引流會引發癌細胞蔓延，但根據淋巴系統功能來看，慎重評估在對的時機使用正確劑量的徒手淋巴引流，對身體來說才是最安全的考量。

身為接受過嚴格訓練的淋巴專科物理治療師，我在此慎重呼籲大家，不要相信任何淋巴相關手法、保養品、食品可以有效預防、甚至治療癌症！即使是定期接受高品質的淋巴引流，都無法保證癌症不會找上門，唯有從根本改變身心素質，減少有形與無形壓力的刺激，或許才有可能提升預防的效用。

迷思
8

水腫只要利尿排水
就沒問題？

　　想到消腫的話題，紅豆水？薏仁水？你會選哪一種？關於消水腫相信大家也很愛使用利尿劑（或類利尿劑）來幫忙，無論是天然草本還是化學藥劑，彷彿只要有水腫問題，一顆小藥丸或是一包草藥飲品就可解決水腫的煩惱。在臨床上常常遇到淋巴水腫的個案，有長期服用利尿劑的習慣，卻發現淋巴水腫現象不但沒有緩解，反而更加惡化。

　　為什麼沒用呢？利尿劑不是應該能幫助消腫嗎？利尿劑或所謂排水飲品中所含的成分，可以促進尿液的形成與排除，常被應用於許多病症減少組織液的堆積量，而促進尿液的形成主要是來自腎臟的作用。

　　利尿劑最直接的作用在於使人「排除水分」，不同種類的利尿劑有不同的水分排除機制：有些是抑制腎臟再吸收鈉離子的功能，使鈉離子藉由尿液排除，而當鈉離子排除時，水分也會跟著流失；或是提高尿液鈉離子與氯離子的排除量，進而使水分排出。有些會阻斷鈉鉀離子交換造成鈉鉀排除，但鉀離子會流失較少。因此無論是哪種利尿劑、哪種作用機制，最終都是為了「排除水分」。

淋巴水腫者勿使用利尿劑

　　如果你還記得什麼是水腫？什麼是淋巴水腫？看到這裡，應該對於利尿劑不適用於淋巴水腫患者有想法了吧。

　　● 水腫：組織間不正常的體液形成或堆積。通常是由於一些潛在疾病造成，例如：高血壓、靜脈曲張、靜脈栓塞、充血性心臟衰竭、腎臟衰竭、類固醇藥物治療、發炎反應或外傷傷害等，利尿劑可用來協助調節造成水腫的基本問題。

　　● 淋巴水腫：一種「淋巴管失能」的慢性疾病，分為原發性淋巴水腫如：先天性或遺傳性的淋巴系統缺失。次發性淋巴水腫如：淋巴結摘除手術、放射治療造成淋巴管損傷、外傷傷害或寄生蟲感染等，這類的疾病症狀是無法使用利尿劑緩解的。

　　針對因臟器問題（例如充血性心臟衰竭）產生水腫的個案，使用利尿劑可以從心血管系統循環中排除多餘的水分，進而控制水腫症狀。我們能清楚知道這類的水腫者身上的淋巴系統功能是正常、路徑沒有受到破壞的。即使不能完全藉由藥物消除水腫者，也能額

外利用醫療彈性襪達成更好的消腫成效。

淋巴水腫發生的原因先前已經提過，接下來要知道的是：利用藥物降低靜脈壓促進水分排除，並無法減緩淋巴水腫的症狀。事實上，心臟等臟器功能正常的人，不會有多餘的體液堆積在體內！

或許是淋巴水腫造成的腫脹現象誤導了許多人，認為只要排除水分就能消腫。但在沒有多餘體液堆積的情況下使用利尿劑，身體勢必會被強迫排除原本存在體內幫助平衡身體機制的體液，進而造成體內缺水現象。

一旦體內開始缺水，淋巴水腫組織中的蛋白質濃度會更加提升。濃度更高的蛋白質體液，不僅更容易吸引水分回到組織中，更容易造成組織纖維化。高濃度蛋白質體液也是滋養細菌的溫床，容易引起蜂窩性組織炎或淋巴管炎，因此會造成不樂觀且逐漸不可逆的惡性循環。

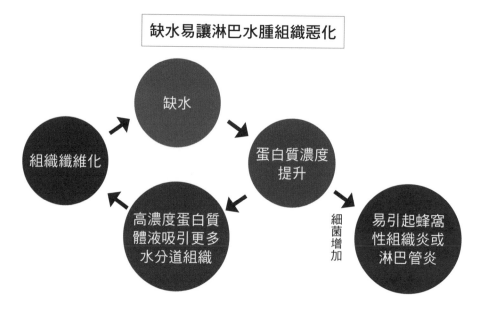

缺水易讓淋巴水腫組織惡化

缺水

蛋白質濃度提升

組織纖維化

高濃度蛋白質體液吸引更多水分道組織

細菌增加

易引起蜂窩性組織炎或淋巴管炎

　　以往對於淋巴水腫的認識缺乏、醫療意識不足，很容易聽到淋巴水腫的個案使用利尿劑，而這樣的處方往往來自於主治醫師或個案要求，用意在於使用藥物「治療」淋巴水腫的症狀。而現在則有新的普遍認知：長期使用利尿劑，會造成淋巴水腫逐漸惡化、產生組織纖維化以及更多後遺症的現象。

　　因此，或許暫時性的水腫現象，可以藉由利尿排水的方式消除水腫，但這種方式對淋巴水腫的朋友是行不通的！那有沒有更好的方法，可以為自己打造一個不靠藥物的抗腫體質呢？

長期使用利尿劑後的淋巴變化

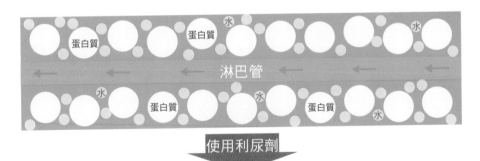

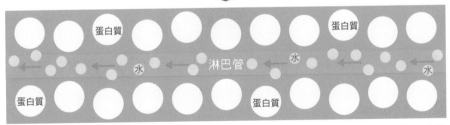

▲長期使用利尿劑會造成淋巴水腫組織缺水，組織中的蛋白質變性固化，進而產生組織纖維化等不可逆的病理症狀。

迷思
9

能讓淋巴流動增加、
循環變好的食物？

「You are what you eat.」飲食習慣會成就一個人的健康基底。
若要細說能增進淋巴流動、循環變好的食物，又可以寫成另一本書
啦！在這裡就先讓自己有個概念吧！

想想，為什麼淋巴的流動會減慢？循環會不好呢？近幾十年
來，許多常見疾病都與體內持續的慢性發炎有關。例如：動脈粥樣
硬化、肥胖、癌症、自體免疫系統疾病等等。這樣的慢性發炎往往
是影響淋巴系統動能與組織循環效率的元凶。若能改善慢性發炎，
對於淋巴流動與循環提升也會有相當程度的幫助。

那麼，如何從飲食改善體內發炎現象呢？根據研究與臨床經
驗，可以試試低鈉低糖的「地中海飲食」。

地中海地區的飲食特色是：大量全（原）型食物，包括蔬菜、香草、水果、堅果、豆類和全穀物。同時著重魚肉的攝取，而紅肉比例很少。另外地中海飲食也大量使用橄欖油，一些專家認為這可能是此類型飲食有益健康的關鍵因素之一。

抗氧化劑食物讓淋巴循環變更好

事實上，食物中的抗氧化劑量就是抗發炎飲的標誌，因為抗氧化劑可以對抗排除自由基。這些自由基是通過正常消化過程產生的，飯後在體內的數量可能會增高，暫時引起發炎反應加劇的狀態。當攝取的食物包括天然膳食抗氧化劑（主要來自植物）時，就可能避免這種由飲食引起的發炎反應。

以下幾種含有大量天然抗氧化劑的食物，可以適度攝取，為身體打造更能抗發炎的身體環境。

①特級初榨橄欖油

特級初榨橄欖油（Extra virgin olive oil）富含有益心臟健康的單鏈不飽和脂肪和多鏈不飽和脂肪。還有強大、獨特的抗氧化化合物，可以直接對抗發炎反應。選擇品質良好、冷壓且經過檢驗的特級初榨橄欖油，才能保證含有強大的抗氧化能力。

② Omega-3 脂肪酸（魚和海鮮）

Omega-3 脂肪酸在必需營養素中屬於脂肪家族，無法由人體自

行合成。值得一提的是，另一個脂肪酸家族的成員 Omega-6，雖然也是必需的營養素，但它們在食品供應中極為常見，例如洋芋片等。我們必須保持這兩種脂肪酸大致平衡，才能保持健康。

但是，我們往往吸收過多的 Omega-6，Omega-3 卻攝取太少。過多的 Omega-6 脂肪酸在體內轉化為促發炎物質，而 Omega-3 脂肪酸則會轉化為抗發炎分子，比例不平衡就容易引起健康問題。

Omega-3 可以從一些堅果（例如亞麻籽、核桃等）中獲得，但相對較有限。若是從魚類和海鮮中攝取會更好，利如鮭魚、鮪魚等是 Omega-3 的極好來源。考慮多吃魚類，少吃紅肉，更有利控管發炎反應，或者食用經檢驗合格的魚油膠囊也是一個選項。

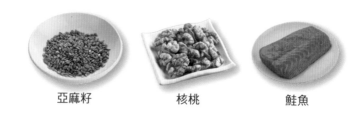

亞麻籽　　　　　核桃　　　　　鮭魚

③天然抗氧化劑

一般來說，存在於食物中的天然色素化，例如紅辣椒、番茄、藍莓、黑莓、櫻桃、鮭魚、胡蘿蔔或是其他顏色鮮豔的食物，都是有效的抗氧化劑。在人體內，它們會通過減少氧化反應來幫助對抗發炎。

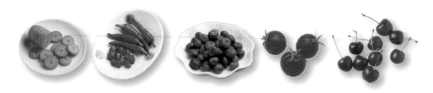

④深綠葉蔬菜和十字花科蔬菜

　　十字花科蔬菜（例如綠花椰、白花椰、抱子甘藍、羽衣甘藍、芝麻菜等）具有非常有益的獨特化合物。它們在體內轉化為多層次對抗疾病的化合物，甚至可抑制某些癌細胞的成長。而攝取深綠色葉菜類（如菠菜），等同於攝取了豐富的葉黃素、維生素 K、維生素 C 等抗發炎營養素。

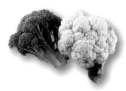
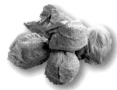

⑤薑與薑黃的抗氧化取捨

　　生薑與薑黃在西方營養學，是常被提起的強大抗氧化劑和抗發炎食物。以中醫角度來看，薑與薑黃屬於「藥材」，建議還是有劑量使用的限制。有多數身體處於微發炎狀態的人，若食用過多生薑與薑黃，反而容易誘發更嚴重的發炎反應。薑與薑黃的食用方面，請專業中醫師替您把脈，開立合適自己的中藥處方會更好喔！

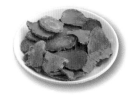
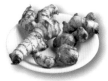

薑黃　　　　　　　　薑

＊列表僅供參考，如有需要精準的飲食營養處方，請直接詢問您的淋巴水腫治療師、專業醫師或營養師。

水分充足、糖鹽減少是關鍵　　健康小百科

除了吃得均衡、抗氧化之外，一定要多攝取足量水分！水分能讓身體擁有最好的代謝環境，提升淋巴管運輸功能，促進食物營養素被吸收的效率，由內而外協助水腫順利排除！

尤其是患有淋巴水腫病症或高風險者，我們會建議一天至少攝取體重×50 c.c.的白開水，讓體液不會過度黏稠，導致更多大分子蛋白質沉積在組織之間喔！而過多的糖分易引發更多發炎反應、過多的鹽分易造成水分滯留，這兩部分也是不可不慎。降低糖與鹽的攝取，可帶來清爽流動性更佳的體液狀態！

降低淋巴水腫的風險──維生素 D

維生素 D 這幾年在醫學界中，是一項火熱的探討議題。嚴格說來，維生素 D 在我們人體有點像是荷爾蒙的存在，而它又不是真的荷爾蒙，但一旦缺乏了就可能直接或間接造成骨骼疾病與其他病症。 維生素 D 和鈣質可以減少發炎反應，支持免疫系統功能，可能可預防糖尿病以及骨質疏鬆。

50 歲以上、經常使用抗生素或某些慢性病藥品的人，通常存在缺乏維生素 D 及鈣質的健康風險。然而對有淋巴水腫或脂肪性水腫風險的人來說，體內存有適量濃度的維生素 D 是特別重要的！

　　維生素 D 不但可以幫助皮膚減少細菌及黴菌感染的風險，同時也可以協調體內發炎反應。根據臨床實驗發現維生素 D 缺乏，在淋巴水腫、脂肪性水腫、消化性系統疾病或是肝臟疾病的人身上，最是常見。

　　正確補充維生素 D 的最好方式，就是先做血液檢測，確定血中維生素 D 濃度後，再根據實際狀況做劑量補充，然後定期追蹤適時調整劑量。千萬不要以為吃多就是補多，別不要以為有吃就絕對不會發生淋巴水腫，這是不正確的保健觀念及方式！所以如何補 D 的專業問題與個人化需求，一定要諮詢自己的主治醫師、個管師或專業營養師才行！

維生素 D 可以治療淋巴水腫嗎？

　　多年前有篇研究發現，高劑量維生素 D 可以減緩實驗小鼠身上的淋巴水腫現象。此篇研究被報導出來後，開啟了一陣補充維生素 D 風潮。能夠理解個案對於任何新發現都躍躍欲試，因為淋巴水腫真的太令人沮喪、不舒服了！可是，對於各種研究與實驗，身為臨床醫療人員，還是要用專業識讀能力幫大家釐清事實與迷思。

　　首先，看到「實驗小鼠或大鼠」就可以踩煞車了，因為我們是人類。再看看原來實驗方式為：將高濃度維生素 D 注入小鼠胃中，這部分除非使用鼻胃管，不然人類應該還是很難重現實驗。所以，興奮之餘還是要冷靜看待這個研究，我相信這是突破性的發展，但不代表已經可以直接印證在人類身上，畢竟還沒有經過更多人體試驗研究，就無須斷章取義地相信維生素 D 可以治療淋巴水腫。

迷思
10

淋巴健康靠外力，
不如靠自己！

說了這麼多，自己的健康終究還是要從自身做起，由內而外創造出健康的身體環境，讓細胞們住得開心、吃得開心、工作的開心，給他們有品質的生活環境，這樣才是真正促進淋巴甚至全身健康的真諦吧！除了飲食，我們還能怎麼做呢？

① 睡眠充足並提升睡眠品質

人的一生有將近三分之一的時間都在睡覺，而我們的三大淋巴系統也是在睡覺時，有著最安穩高效能的工作效率。

睡眠的品質並不完全取決於時間的多寡，還要檢視睡眠進行的

品質：好入睡、不反覆醒來、不被做夢干擾等等。有好的睡眠品質，通常睡夠了自然就會帶著神清氣爽醒過來！

　　有了充足又好品質的睡眠，不但在精神上較為舒暢，身體也在睡眠時期好好地修復自己、順利將代謝廢物運送到處理廠，這些好的條件都是讓身體保有健康的元素之一。

②規律且適量運動

　　「運動是萬靈丹」這句話絕對不是說說而已！已經有太多研究證實規律、適當強度、種類多元的運動，可以有效降低眾多疾病風險，如糖尿病、心臟病、肥胖、淋巴水腫等，運動更是現代人追求健康老化的第一步！

　　對於代謝能力不佳的朋友來說，運動習慣的養成是十分必要的健康計劃之一。好的運動模式可以幫助身體啟動體液推送動能、刺激淋巴管收縮、肌肉幫浦運動協助安全擠壓淋巴液回流、延展放鬆筋膜使液體流動更加順暢。

　　運動時的出汗可以讓身體迅速排除水分、調節體溫，加上大量補充水分更能讓身體中的液體有更好的沖刷能力，帶走許多卡在淋巴管、血管或組織間的髒東西。

　　而對於睡眠品質不佳的朋友們，「運動」絕對是要加入日常行程，試著讓運動後的各種生理反應，幫助我們得到更好入睡、更深沉睡

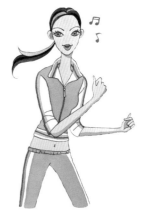

眠。適當的消耗一些過多的體能，讓大腦和身體都能緩和下來，也是運動可以為大家提升睡眠品質的好處。

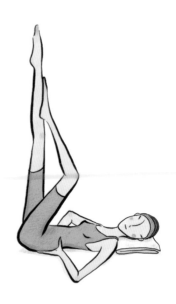

記得，多元化的運動可以讓身體有更好的素質與代謝能力，因此無論是肌力訓練、心肺有氧、動靜態伸展、呼吸模式優化等等，多嘗試各種不同類型的運動，可以創造更有動力、彈性與適應力的身體素質。

③練習冥想放鬆大腦

「大腦放鬆」是這幾年來受到健康促進族群，非常重視的一件事。不管是所謂的冥想或正念，甚至是呼吸調控練習，都是希望能夠在練習之中獲得放鬆大腦的效果。

在睡眠期間，我們的大腦多少還是會有一些活動，並且可以發現在睡眠時大腦的膠淋巴系統是工作最活躍的狀態。因此練習冥想、正念減壓、呼吸調控，都是希望可以為大腦創造出最「排空」的環境。

無論是多餘思慮的排空，還是大腦淋巴液的流動排出，研究發現這些練習確實可以給我們的大腦更好的環境，讓腦部的細胞獲取更多養分，漸少腦部病變如失智症、阿茲海默症等的風險。

適時讓大腦放鬆，也可以促成更完整的淋巴健康！

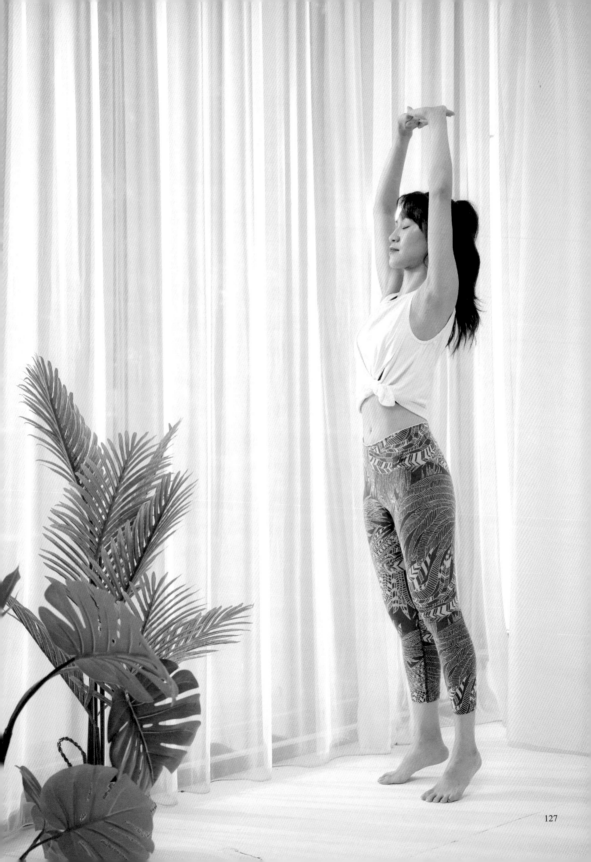

④讓負面情緒有正向出口

憂鬱症、躁鬱症、自我毀滅傾向等心理健康的狀況，在現代人的身上越來越普遍。社交媒體的氾濫、自我認同缺乏等各種批判的行為，往往讓人對自己產生懷疑與厭惡。

我們必須先認知「負面情緒也是情緒的一種」，所謂負面情緒只是我們身而為人非常正常的情緒表現之一。嚴格來說，我們不應該給情緒貼上好或壞的標籤，只要是情緒，都是我們的一部分。

只是，不同的情緒的確會對身體帶來不同的生理反應。當我們感覺沮喪、憂鬱、憤怒、委屈等令人不舒服的情緒時，受到交感神經支配的淋巴系統就會減緩它的運輸動作。當體液流動緩慢時，就讓一些雜質或大分子的蛋白質有機會沉積下來，甚至所謂的毒性物質就無法到達可以將之代謝的肝臟與腎臟，漸漸的累積在身體。

因此，情緒的管理在淋巴健康維護中是非常中的一門課題。我們不要求只能保有愉快輕鬆的心情，因為最重要的是讓不舒服的情緒，有一個好的宣洩管道。日常可以利用運動、冥想、轉念、旅行、做自己喜歡的事，協助減少不舒服的情緒。無論你的方法是什麼，只要不違法、不傷害他人，我們都要找到那個屬於自己的「不舒服掰掰出口」，這樣才能讓淋巴系統的液體運輸順暢流通。

⑤身體出現警訊立刻聰明就醫

最後，一定要提醒大家的就是：一旦身體出現了問題，絕對要

先尋求正規的醫療協助！不管是中西醫的檢查或是治療，正規的醫療可以讓我們更快更直接了解問題的來源，並與醫師討論後續合適的醫療計劃。

坊間偏方很多都是來自於「少數人經驗」、「自我感覺良好」、「我覺得好，所以你用也可以好」、「沒做過任何檢驗」；「品質極差的臨床實驗」的不負責任推薦等。再次提醒大家，有正確的知識才有能力為自己的健康分辨是非、嚴格把關、聰明就醫❶！

---

❶「聰明就醫」（Choosing Wisely）或稱為「明智選擇」活動，是 2012 年 American Board of Internal Medicine（ABIM）發起。號召各醫學會提出五個最容易被濫用或缺乏實證醫學的檢查或處置，提供給醫療團隊及個案作為就醫的選擇建議，藉以檢視醫療協助的必要性，進而減少低效益或無效的醫療處置。

醫療專業間互相交流合作，協助個案聰明就醫往往能為個案健康提升帶來最大的成效。合適的治療介入不但能縮短醫療時程、降低個案經濟支出，更重要的是：「真正發揮醫療價值，為生命添加光彩！」

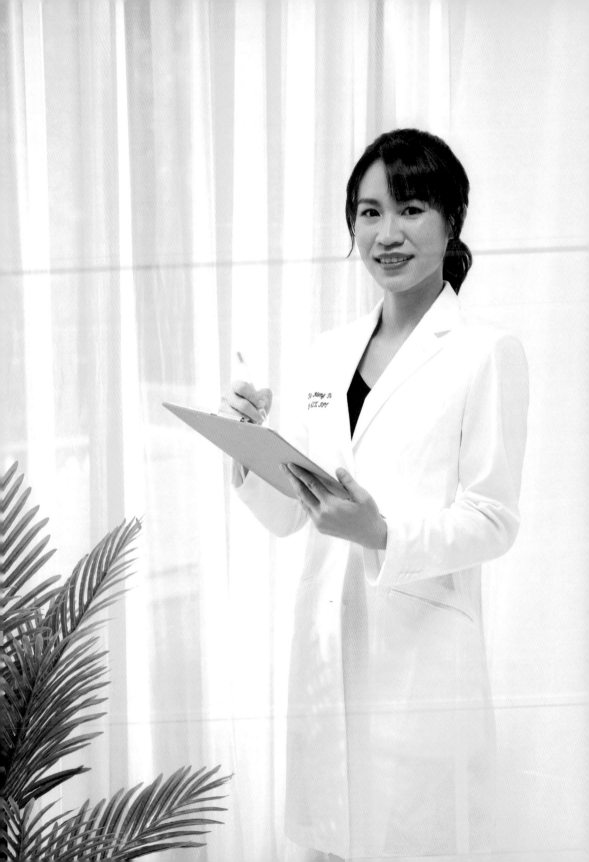

輕鬆弄懂淋巴水腫，
治療事半功倍！

只要事先了解正確知識，

就會發現淋巴水腫並不可怕。

本篇將介紹淋巴水腫的類型和 4 大分期症狀、

6 大併發症及可能造成的經濟、社會成本。

還有最重要的全面整合性消腫治療方法

及簡易水腫自我檢測，

同時提供認證淋巴水腫治療師的資訊，

讓專業人士成為您消腫、抗腫之路的陪伴力量。

小心，
淋巴水腫潛伏你我身邊！

淋巴水腫，可分為癌症和非癌症相關淋巴水腫，無論哪一類型，只要出現徵兆就要有警覺心，把握早期發現早期治療的黃金期！

　　前面章節已談過不同類型的淋巴水腫，本章將帶大家認識淋巴水腫的臨床治療。無論是民眾或是醫療人員，對於癌症相關的淋巴水腫多少曾聽聞，也較為熟悉。

　　因此，書中會使用「癌症相關淋巴水腫」（Cancer Related Lymphedema, CRLE）與「非癌症相關淋巴水腫」（Non-Cancer Related Lymphedema, N-CRLE）說明，除了便於區分，也讓大家更清楚，不是只有罹癌患者才會產生淋巴水腫問題。

不可不知的淋巴水腫類型

①癌症相關淋巴水腫

　　泛指因癌症病症或癌症治療所引起的淋巴水腫，例如：腫瘤壓迫淋巴管徑、腫瘤侵犯淋巴結群或淋巴管、化療藥性副作用、電放療組織損傷副作用、手術造成淋巴系統損傷等。

　　其中若是因為腫瘤壓迫或侵犯淋巴系統引起快速發生（1 ～ 2週甚至幾天內）的淋巴水腫，通常會被視為惡性淋巴水腫，是相對棘手的淋巴水腫類型。在臨床處理上會以主治醫師的判斷為主要治療決策，整合性消腫治療為輔助緩和治療。

　　其餘癌症相關淋巴水腫，大致都可藉由完整評估、良好積極介入的整合性消腫治療，達到至少七成以上的消腫成效。當然，若能持續配合完善的癌症復健，帶起全身組織與結構的健康度，長遠來看淋巴水腫的風險會大幅下降，癌後的生活品質將會完全不一樣！

　　一般在化療、電療後發生的淋巴水腫，有少部分會在治療結束後逐漸消退。按照慢性水腫的定義來看，若此時產生的水腫現象超過 4 ～ 6 週，就可視為淋巴水腫，需要積極介入治療，避免產生更嚴重的狀況。

　　而因手術破壞淋巴系統引起的淋巴水腫，很多時候不一定會在術後馬上發生。從調查研究來看，一般癌症手術引起的淋巴水腫，平均可能會在術後半年到兩年內發生症狀。

　　不過也有許多朋友在術後就有局部（不一定是手術區域喔！）腫脹或是沉重感，這時要特別留意，必須將這個感覺視為淋巴水腫

發生的前兆；嚴加觀察但不慌張，先把手術傷口照顧好。若傷口恢復良好，會腫脹情形也跟著緩解。若水腫現象超過 4～6 週，一樣視為淋巴水腫，需要積極介入治療，千萬不要拖延！

　　就專業建議而言，針對癌症相關淋巴水腫的預防與治療，還是尋找有淋巴水腫專科與癌症專科資格，或相對完整經驗的醫療人員（物理治療師、職能治療師、醫師、護理師等），會有更妥善安全的臨床評估判斷和治療策略。畢竟隔行如隔山，找對專科對症下藥更能精準治療，不必迷惘或自行摸索，更能大幅節省時間、金錢等成本的消耗。

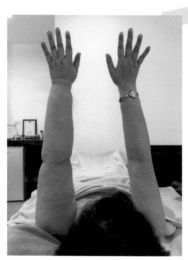
▲乳癌相關淋巴水腫

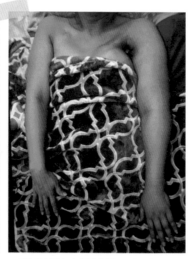
▲腫瘤壓迫高惡性淋巴水腫

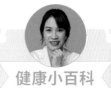

癌友淋巴水腫照護知識與提醒 　健康小百科

癌症個案在淋巴水腫的照護上，仍需要留意以下事項：

❶ 癌症復健

癌症治療常用的方式，無論是手術、化療或是放射線治療，都會直接對淋巴系統與身體細胞造成傷害，這些傷害有極大機率為永久性，即使恢復狀況良好，也不會回到跟治療前相同的狀態，因此除了整合性消腫治療，癌症個案若能接受適度正確的癌症復健（癌症專科物理治療、職能治療、語言治療）、癌症運動等，都會是提升身體修復力、降低淋巴水腫產生的重要關鍵。

❷ 定期追蹤檢查

癌症屬於可能再復發的病症，所以定期追蹤檢查是必要的！同時也要了解後續服用的藥物，是否有產生淋巴水腫副作用的可能，進而更加留意觀察、感受自己的身體變化。

❸ 正向心態建立

很多人認為「癌症不可怕，治療完成就是抗戰成功了」。但有些人後續卻發生（甚至是治療中就發生了）淋巴水腫，卻成為如影隨形、擺脫不了這一輩子的苦痛。其實可以將淋巴水腫當成是癌後身體內建的一個小鬧鐘，當它叮噹響時，代表自己做了讓身體不健康的事，要趕快修正、調整。這個鬧鐘提醒我們，不要再讓身體成為易得癌症的狀態。因此，讓我們一起轉念，用感恩的心看待這個課題！

②非癌症相關淋巴水腫

　　這類型除了先天性淋巴水腫，還有其他後天致病的因素，例如：骨科或一般手術後慢性水腫、運動傷害後慢性水腫、神經疾病相關（中風、交感神經失養症、類風濕性關節炎、多發性硬化症、小兒麻痺等等）、寄生蟲或細菌引起的感染性淋巴水腫、脂肪性淋巴水腫、癱瘓，或長期臥床造成的黏液性淋巴水腫、荷爾蒙變動（如更年期）淋巴水腫、筋膜失能僵硬造成的淋巴水腫等等。

　　這類型淋巴水腫的鑑別診斷，與癌症相關淋巴水腫雷同，但在評估與治療處方等細節，還是需要專科醫療人員針對每一個人的身體系統功能缺失，做出不同的關鍵醫療決策。

　　重點還是「預防勝於治療，早期發現早期治療！」若有上述病史或健康問題的朋友，具有較高的淋巴水腫風險，因此必須慎重地看待自己身體出現的徵兆、盡早尋求正規專業協助了解身體狀況，還是相對踏實的作法。

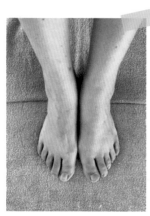
▲心臟功能不全淋巴水腫

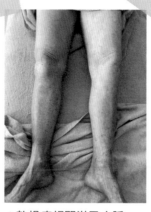
▲乾燥症相關淋巴水腫

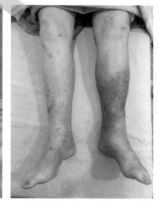
▲慢性靜脈潰瘍淋巴水腫

　　另外，以往容易被忽視的「荷爾蒙變動淋巴水腫」與「筋膜失能僵硬造成的淋巴水腫」，近年來因現代筋膜與淋巴醫學的發展，逐漸被大家看見其接受治療的重要性。

　　這類的淋巴水腫是因為人體荷爾蒙變動引發淋巴水腫，常見於孕期第三期（加上骨盆腔靜脈壓迫）、男女性更年期，或使用荷爾蒙藥物治療的族群。比較特別的是，這類的淋巴水腫可因完善的消腫治療介入與體內荷爾蒙波動平穩而逐漸消失，算是比較特殊的淋巴水腫類型。

截肢也無法阻止的
糖尿病淋巴水腫

如果您患有糖尿病，請務必了解發生淋巴水腫的風險並積極預防，避免兩種慢性病症加乘引起更多健康問題！

一般來說，短期血糖控制不良的影響，會因高血糖而容易引起：組織的潛在發炎反應、組織液產生較多並影響皮下組織回流，所以可能會有水腫症狀產生。初期症狀可能是輕微的，但已有淋巴水腫的人，則可能發生較明顯的腫脹。

隨著時間推移，高血糖會損害神經、血管系統及其他結締組織，導致神經損傷感覺異常、結締組織硬化等，進而提升心臟病和中風等併發症風險。而糖尿病本身也會增加罹患淋巴水腫的風險。

糖尿病增加罹患淋巴水腫的風險有很多途徑：持續高血糖的身體環境會導致淋巴管受損，引起四肢水腫。糖尿病還會對身體的神經系統造成損害，包括手臂、腿部的神經。這些神經受損會導致本體感覺降低，使個案更難察覺四肢腫脹或壓力的任何變化（身體感受知覺變差）。最後，糖尿病帶來的傷口問題，會大增感染風險，這些感染發炎會進一步加劇因淋巴水腫引起的腫脹問題！

如果不及時治療，這類淋巴水腫致殘的機率很高！由於皮膚變得容易受到深度較深、癒合不良的傷口影響，例如腿部靜脈潰瘍，

加上神經感覺異常，更添增了感染風險。在極端情況下如果處理不當，可能會導致截肢。然而截肢是無法阻擋糖尿病淋巴水腫的持續侵犯！最好的方法就是同時控制糖尿病與淋巴水腫這兩種難纏的慢性病症！

有效控管糖尿病淋巴水腫的技巧

①避免穿過緊衣物，以免過多摩擦皮膚或額外壓力產生傷口。

②定期監測血糖、健康飲食、規律運動和服用醫生開的藥物來控制糖尿病並定期回診，請醫療團隊進行檢查，同時監測這兩種慢性病的進展。

③建議尋找專科醫療團隊的協助（無論是淋巴水腫專科或糖尿病專科），制定適合個人需求的治療計劃，透過正確的照護與醫療觀念，往往可以將這兩種疾病引起的併發症風險降至最低。

④若已經出現淋巴水腫問題，儘早尋求淋巴水腫專科做治療介入，並使用糖尿病專用的壓力治療產品，不適當的壓力治療容易讓糖尿病肢體產生更嚴重的組織受損問題！不可不慎！

⑤糖尿病個案的皮膚質地脆弱並容易有傷口，接受淋巴水腫整合性消腫治療時，相較於循環機，建議以徒手淋巴引流治

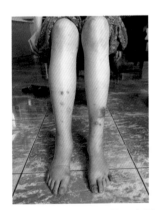

▲糖尿病神經病變淋巴水腫

療為優先考量，除了消腫、止痛，還能刺激淺層感覺神經再生。

另外，補充美國糖尿病學會的早期糖尿病（Pre-diabetes）診斷要件（三者任取其一）：

1. 空腹血糖：100 ～ 125mg/dL

2. 糖化血色素：5.7 ～ 6.4%

3. 口服葡萄糖耐受測試（OGTT）2小時血糖值介於140～199mg/dL

以上三項若有一項達標，可能就是有早期糖尿病，建議儘早就醫檢查與學習自我照護。最後搭配以下生活健康控管建議：

● 飲食建議：每日減少熱量攝取 700 大卡，以減少飽合脂肪及簡單糖為目標。

● 減重建議：個人化。過重或肥胖者，至少減少 7%體重。

● 運動建議：每日運動 30 分鐘以上，每週運動 5 天以上。

● 其他：戒菸、改善睡眠品質、減少生活壓力等。

最後，「拒絕 DIY 醫療，尊重專業、預防勝於治療！」尤其是在兩大慢性病的夾攻之下，千萬不要拿自己的身體做實驗，跟著專業醫療治療、自我照護引導，一步步正確找回健康並控制良好是指日可待的！

自我覺察淋巴水腫
的各期症狀

淋巴水腫共分為四期，此篇皆詳細羅列每一個階段可能會發展出來的
身體表徵及內外健康問題，協助您第一時間可以敏銳地覺察症狀。

　　無論是哪一類型的淋巴水腫，都是以漸進式的狀態表現病徵，
並不能以「只是高蛋白組織液累積而成的腫脹」一言以蔽之。淋巴
水腫影響的不只是淋巴系統，更會影響軟組織（皮膚、筋膜、肌肉、
肌腱、韌帶等）與血管等身體組織組成的健康。其發生時間越久，
若沒有適當診治，越有可能產生各種內外健康問題，例如：肢體形
狀改變、腫大、關節活動度降低、肌肉萎縮、筋膜組織纖維化、皮
膚角質化及病變等，逐漸產生因淋巴水腫引發的併發症。

　　淋巴水腫臨床分期方式不只一種，但較多專業認為，不該用肢
體腫脹周徑差距數字分期，應該用實際組織的變化程度與狀況分
期，才更有臨床醫療參考意義。在此介紹的是較常見的臨床分期，
除讓醫療人員診斷淋巴水腫期數，作為衛教個案後續治療計劃的參
考外，同時可當作簡單評估自己淋巴水腫問題的參考標準。

臨床表徵

身體外觀與動作皆正常無異樣。但可能發生過緊繃、沉重、麻木、刺麻、腫脹、疼痛的感覺，只是很快地消失或是時有時無、不是常態。

癌症與治療說明

此時期也稱為潛伏期、亞臨床期。雖然無肉眼可見的腫脹現象，但淋巴系統的運作已經開始承受負擔，只是尚未潰堤，所以症狀不明顯。但只要出現過表徵，即使很短暫，就代表淋巴系統的運作能力已經受到挑戰，必須正視且正確預防與儘早治療介入。不要等到出現更嚴重、更明顯的症狀才接受治療，很多時候，組織的崩壞速度比我們想像的還快速！

建議只要是有過淋巴系統損傷或容易發生水腫者，都要把自己當作是處於潛伏期的淋巴水腫族群！只有你自己最清楚身體的感受，即使臨床上測量不出來、肉眼也看不出來，只要有任何不舒服，就該要用謹慎態度釐清與判別狀況。

此時期也是最容易被大家輕忽的，因為症狀似有若無、又沒有實際檢測標準，往往認為：「應該還好吧？應該沒事吧？只要我抬腿、抬手、按摩一下就好。」不，視而不見總會帶來更多麻煩與災難，尤其是在面對身體健康議題時！

對於淋巴水腫治療師來說，這個時期才是最重要的淋巴水腫整

合性消腫治療介入黃金時期！利用淋巴系統還沒真正潰堤時，好好
地接受正規治療、提升身體素質、了解身體狀況、學習如何避開引
發淋巴腫的風險、降低淋巴水腫發作的機率。這個時期是最佳的健
康照護時期，絕對不要對自己的風險與症狀視而不見，讓健康積分
逐漸坐吃山空，直到身體潰堤才來驚慌失措。

Check ▸ 第一期

臨床表徵

　　身體開始出現輕微可見的腫脹。肢體可能發生緊繃、沉重、麻
木、刺麻、腫脹、疼痛的現象，有時抬高肢體或許會比較舒緩，但
腫脹現象並不會因此消失。有些症狀可能會在早晨起床後減緩許
多、甚至暫時消失，但隨著一天的生活開始，腫脹不適的現象也越
來越明顯。肢體有可能出現凹陷型水腫（Pitting Edema），皮膚下
的組織液彷彿膠水般黏稠。但由於組織纖維化與脂肪堆積尚不明
顯，有時臨床測量肢體也沒有明顯差異。

癌症與治療說明

　　此時期的組織纖維化與脂肪堆積現象還不明顯，因此這一期的
淋巴水腫被視為「可逆」（Reversible）的，也就是指可逆轉回第
零期的狀態。

　　聽起來充滿希望，對吧？但「可逆」反而容易誤導一般民眾。
真正的可逆定義是：「經過正確完整的整合性消腫治療後，可逆轉

狀況到第零期。」然而許多淋巴水腫朋友或是臨床醫療人員卻將「可逆」的意思誤認為：「不用太擔心，它（淋巴水腫）會自行消退，所以不用積極治療，觀察就好。」不！這可是天大的誤會！

淋巴水腫是慢性疾病，即便是第一期的淋巴水腫，都已開始顯現淋巴管發炎、淋巴管壁變性、淋巴管動能失能等問題，必須要有積極治療介入與正確自我照護的觀念！而不是放著觀察看看、等它自己消腫、認為手術後／化療／電放療後腫脹很正常不要太擔心……越消極越不容易有良好的健康成果，千萬不要忽視身體的每一個求救訊號！

Check ▶ 第二期

臨床表徵

淋巴水腫組織開始出現明顯纖維化，組織發炎現象明顯。無論是皮膚或皮下組織都變得僵硬、粗糙。徒手臨床檢測也呈現陽性，即是皮下組織超過標準厚度，且因脂肪堆積，讓皮下組織無法順利被提起，但可能還有些微的凹陷型水腫可被偵測。

癌症與治療說明

大多淋巴水腫個案會在進入第二期開始尋求醫療協助。由於組織產生纖維化、肢體形狀改變劇烈、身體活動度或肌力下降，因此多數專家認為此時期即為「不可逆」（Irreversible）的期數，而整合性消腫治療是必要介入的黃金標準治療。

很多沒有接受治療的淋巴水腫朋友，可能會在第二期停留一大段時間，從幾個月到幾年都有可能！因此許多朋友會消極的認為沒有接受治療的必要，甚至很多人說「不可逆」了，為何還要治療？！

不過對於「不可逆」，我倒是沒那麼悲觀。組織纖維化確實十分棘手，加上淋巴水腫對於身體系統的破壞往往比肉眼可見的更多。但就我的臨床經驗發現，在完善正確的整合性消腫治療與搭配其他個人化的徒手或運動物理治療下，只要醫病雙方配合互動良好，幾乎八成以上都能在規律接受治療約一年半到兩年後恢復到第零期的狀態。

Check　第三期

臨床表徵

肢體腫大的可能趨緩，因為組織纖維化的現象更加嚴重，也幾乎偵測不到凹陷型水腫。變硬的皮膚與皮下組織讓腫脹在視覺上感覺不再變大，但會僵硬許多。皮膚開始出現角質化、象皮症、色素沉澱、乳突狀粉瘤等病變。因皮膚、指甲縫有許多細小裂縫、摺痕容易產生黴菌、細菌滋生，容易併發蜂窩性組織炎等系統性發炎問題。身體活動度與肌力下降，可能產生肌肉萎縮。

癌症與治療說明

再次呼籲：「及早治療成效越好！」必要時可以尋求第二專家意見，不要因為一句「不可逆」、「沒救了」，就放棄讓自己變健

康的機會。

第三期的淋巴水腫治療，會因為皮膚病變問題需要與皮膚科專業合作，同時併行治療頻率相對密集的整合性消腫治療，藉由正確的醫療策略為大家帶來安全的消腫治療。這階段的目標應是先穩定皮膚狀況、降低感染風險與提升組織柔軟度，再進入提升淋巴液流動的第二目標，並用精準合適的運動治療貫穿整個治療策略，才有辦法真正改變嚴重質變的身體組織與淋巴系統。

我一樣正向看待第三期的朋友們，依我們的臨床經驗，雖然「可逆」程度或許沒有第二期這麼多，但只要治療方式與方向正確，給自己多一點時間，確實是可以讓身體恢復到一個相對穩定、健康有抵抗力的狀態，一樣可以享受快樂自在的人生！

Check ▶ 第四期

臨床表徵

嚴重的象皮症或角質化皮膚病變，甚至可能出現淋巴滲（漏）液、反覆性黴菌感染，或許需要藉由外科手術介入先處理組織病變問題。少數個案因此引發罕見但致命的淋巴皮膚癌，此癌症因醫學研究發展有越來越被發現、研究的趨勢。

癌症與治療說明

在我的臨床經驗中，有遇到幾位第四期淋巴水腫個案，雖然在第四期，整合性消腫治療可能不是優先介入的醫療處置，但給予個

案及照護家屬完整的消腫觀念也是非常重要的醫療教育。有了正確觀念，個案通常在現代精進的醫療協助下，身體狀況還是可獲得逐步進展。

　　良好的自我照護思維是健康提升的關鍵之一，健康責任不外包，先改變腦中的觀念，跟著專業一步一步扎實、有耐心地改善身體狀況，才有辦法真正為自己找回健康，並且真正與淋巴水腫和平共處、放心享受往後更精采的人生！

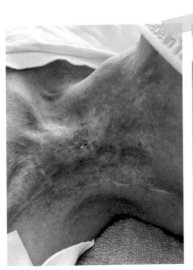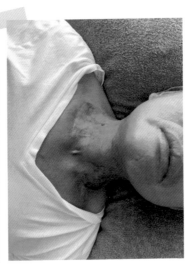

▲頭頸相關淋巴水腫①　　　▲頭頸癌相關淋巴水腫②

未有手術介入，
治療成效超乎預期

/ J 大哥 /

　　第一次見到 J 大哥時，他看起來眼睛細細、臉頰與下巴有明顯腫脹。由於 J 大哥沒有接受需動刀的手術，沒有手術疤痕會讓病情狀況單純許多，但這並不代表他的淋巴水腫好處理。

　　J 大哥不止臉部腫脹，他的淋巴水腫範圍已經擴散到頸部、兩肩甚至上背部了！同時患側經過高劑量的放射線治療，皮膚即使照顧得很好，皮下組織到肌肉層都還是呈現嚴重纖維化現象。

　　因為纖維化影響了頭頸部的動作，J 大哥無法自行開車，外出交通需要太太支援當司機，這點讓他十分過意不去。我們除了常規的整合性消腫治療，也針對纖維化的組織實施了許多主被動的治療手法，期望組織可以如願逐漸恢復彈性，首要目標除了消腫，更重要的是讓 J 大哥能自行開車上班。

　　大約在第六次治療，J 大哥是第一位讓我認不出來的淋巴水腫個案。他的消腫大躍進不但讓我們精神振奮，還引起了血腫科主治醫師的注意。J 大哥回診時因為消腫顯著，主治醫師便記錄

了 J 大哥做了整合性消腫物理治療，同時也請 J 大哥與太太給他更多相關資訊，讓他可以在診間分享給其他人。

J 大哥從 2018 開始接受整合性消腫治療，很快地進入自我維持期，後持續規律每個月回診一次至今，每次都有更深層的進步，這代表他的居家自我照護十分徹底，著實令人感動！

| 治療前 | 治療後 |

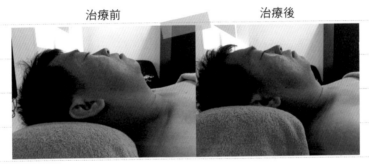

▲第一次整合性消腫治療後，頸部側邊及臉頰水腫的現象就消退許多

不可輕忽的6大
淋巴水腫併發症

淋巴水腫常見的併發症往往比病症來得更危急，有些會造成更多水腫和身體動作失能，甚至會引發憂鬱症和身心病症。時間拖越久，可能會付出更龐大的經濟成本負擔。

　　很多人曾經問我：「淋巴水腫應該還好吧？不治療會怎樣嗎？只要一直讓它腫、腫到硬掉就不會腫了嗎？為什麼要這麼擔心、一定要治療呢？」

　　身體感受的確是因人而異，很多人可能不覺得淋巴水腫帶來什麼困擾，畢竟只是腫脹、沉重了點，還是能走能動、能吃能睡，不治療也沒差吧？還不是這樣活著？

　　因此，我們必須先了解淋巴水腫常見的併發症，這些併發症的存在，充分說明淋巴水腫並非只是腫脹問題，而是身體系統已存在許多健康威脅，且面臨十分嚴肅的生命品質問題！

① 感染問題

首先應注意感染問題。一經感染，常診斷為蜂窩性組織炎或丹毒，兩者都是系統性的發炎反應，嚴重時需要緊急住院處置，否則會有性命危險！而一旦發生淋巴水腫引發的蜂窩性組織炎或丹毒，若不慎重治療並以整合性消腫治療介入的話，會因身體免疫系統的反應抗戰記憶性，讓發生頻率會越來越高，且發作現象一次比一次激烈、更難治療壓制，相信這都是我們不樂見的狀況。

② 淋巴系統結構失能

除了感染問題，身體還存在著淋巴管炎、淋巴滲液問題，失能的淋巴管不但無法有效回收多餘的組織液，更讓淋巴結的工作更加吃力，逐漸讓整個淋巴系統都受到威脅，更間接影響了我們的免疫能力。

③ 腋網症候群或筋膜沾黏問題

不只是乳癌手術之後，才會發生腋網症候群（Axillary Web Syndrome, AWS），嚴格說來，只要動過手術，都有可能出現沾黏問題，這些沾黏的筋膜或淋巴管群所形成的索狀組織（Cords），存在於身體各處，例如腹腔、頭頸部、肩部等，也可能因淋巴水腫使得沾黏更加嚴重，造成更多水腫與身體動作失能狀況。

④罕見癌症

承先前所提，無治療介入的重度淋巴水腫很可能因為皮膚、淋巴系統病變，引發皮膚淋巴類型的極惡性癌症。雖然目前研究此類癌症並不常見，但在我的臨床經驗還是有遇過三次，算起來機率似乎不低，而且確診個案皆在短時間內因病過世。或許這部分要看是否有機會被診斷出來？但極惡性癌症確實是很有侵略性的癌種，不可不慎。

⑤其他生理相關病症

其他併發症如肥胖、慢性靜脈缺損或潰瘍、深層靜脈栓塞等，都是極具威脅健康的病症，且相互影響，成為惡性循環。越肥胖就越腫脹，越腫脹脂肪堆積就越多！靜脈功能越差、淋巴水腫就越嚴重，淋巴回流越不好、靜脈問題也越加難以治療。上述這些都已經不再單純是淋巴系統的問題，而是整個身體健康都亮紅燈，淋巴水腫問題絕對不容小覷！

⑥憂鬱症或其他身心病症

淋巴水腫除了使身體感受不適，更容易帶來負面的自我外在形象感知。因為肢體變形而感到自卑、憂鬱、社交障礙甚至出現自殘的傾向，這些都是旁人很難真正理解與體會的困擾。所以請不要再

跟淋巴水腫的朋友說：「那沒什麼吧，有那麼嚴重嗎？」

　　而是應該鼓勵他們儘早接受正確治療，減緩惡化、抓住找回健康的機會！無論自己是個案或是他人，讓我們一起用正向的態度面對淋巴水腫，並同理支持被淋巴水腫所困擾的朋友們！

因身心俱疲而增加經濟、社會成本負擔

　　淋巴水腫在生活上產生困擾，還有可能因為不適影響職場的表現，降低自己的專業生產力與工作專注度。而淋巴水腫的治療，是一場充滿挑戰的長期旅程，其專科治療師或醫師的醫療專業養成，無論時間或是學費成本亦是可觀，因此願意投入此專科領域的醫療人員，極為少數。

　　再者，完整淋巴水腫治療所需的醫療費用，相比其他慢性病症偏高，所以對於淋巴水腫的正確整合性消腫治療，若能更加推廣與做好大眾健康知識教育，相信越早預防或治療，不但付出的時間及金錢成本越低，治療預後會更好且更加容易維持治療成效。

　　淋巴水腫的治療與否，都是在於自己對於健康要求的選擇。我們可以選擇活得更好，而不只是說服自己只要好好活著就好。

揮別癌後淋巴水腫！

/ 單峰駱駝 /

我哺餵母乳到孩子滿周歲那年，退奶後才發現不對勁，就醫後的兩個月，我切除了曾讓我身為一位母親最驕傲的左側乳房跟腋下淋巴。之後開始化療時，幸運的我沒有太多的不適，還是維持如同以往的生活作息。沒想到化療後期卻是惡夢的開始。

某天，我突然覺得怎麼呼吸困難，之後隨之而來全身飛速的水腫，體重兩個禮拜內增加了 10 公斤，那時才知道什麼叫舉步維艱！兩條手臂腫得跟大象一樣，只要有袖子的衣服都塞不進去。化療沒有打垮我，反倒是水腫逼得我幾乎崩潰，沮喪地足不出戶。經過醫院一連串的檢查後，確認我是單純的淋巴水腫，因此醫院建議我尋求淋巴水腫消腫治療。

因緣際會下我認識了蔡治療師，第一次完整評估後，就是實際感受治療手法的施作。當下真的對於這樣輕柔的手法（徒手淋巴引流）就能消腫確實有所懷疑，但又對治療師那天針對淋巴系統精闢的解說很有信心。

　　孟婷治療師說，給自己、也給她半年的時間，她有信心可以幫助我控制患肢水腫的狀況。畢竟我還有後續的癌症治療要進行，身體恢復急不得。確實治療 6 個月後，我的淋巴水腫分期從 2 期降到 0 期，患肢跟健肢幾乎一樣，看不出曾經水腫的痕跡！

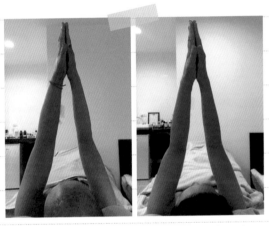

▲ 定期且耐心地接受回診治療，揮別手臂水腫！

整合性消腫治療：
消腫、抗腫、不回腫

完整的整合性消腫治療，由五項元素治療介入，缺一不可。每一項都有其效益、禁忌和注意事項，可說是達到控制淋巴水腫成效最佳的治療方針。

　　淋巴水腫是慢性病症，雖然難纏無法根治，但在國際醫療上還是有其優先治療介入的準則：整合性消腫治療（Complete ／ Complex ／ Combined Decongestive Therapy, CDT）。通常會成為優先介入的醫療治療準則，代表這樣的介入方式是現有研究實證中，有最好的臨床治療成效，同時也是健康風險最小、醫療成本相對較低的治療策略。

　　整合性消腫治療的概念發源於 1970 年代的歐洲，經過多年臨床治療經驗修正與專家學者的研究實證，約 1980 年代逐漸統整成現今的整合性消腫治療準則。因良好的治療成效及廣泛應用性，被稱為淋巴水腫的黃金標準治療。無論哪一類型的淋巴水腫，原則上都適用這個治療準則，只是仍要根據不同年齡、其他生理病症、用

藥情形等個人身心狀況，在內容或治療劑量上有所調整。

例如：3 歲以下的孩童不建議使用壓力治療，14 歲之後的青少年才建議以完整的整合性消腫治療介入。有心腎衰竭問題的族群，建議慎重考量徒手淋巴引流治療的劑量，並根據個人狀況調整消腫運動治療的內容。諸如此類的情形，還是要由完整受訓及認證的淋巴水腫治療師做評估判斷，才是最安全、最有依據的治療計劃。

整合性消腫治療的 5 大方法

我們先來認識淋巴水腫的國際黃金標準治療：整合性消腫治療。整合性消腫治療的目標是，期望將淋巴水腫區域消腫至正常或接近正常的尺寸，同時可預防再次回腫、減少因長期淋巴水腫造成組織纖維化，並降低感染風險。更重要的是，為受損的淋巴系統重新建造可用的回流路徑，藉由移除多餘組織液與大分子蛋白質，強化淋巴管與淋巴結的健康度。

完整的整合性消腫治療，由五大元素所組成：
①徒手淋巴引流治療
②壓力治療
③消腫運動計劃
④皮膚及指甲護理
⑤營養及體脂肪調控管理
此五項治療介入環環相扣、缺一不可，也是順利消腫、良好維

持治療成效必要執行的治療主軸，可說是淋巴水腫消腫、抗腫、控制不回腫的精髓！

①徒手淋巴引流治療

原理及效益

1930 年代，由一位丹麥的物理治療醫學博士 Dr. Emil Vodder 研究淋巴管收縮特性，所發展出針對治療淋巴系統功能的臨床徒手治療方法。比起傳統按摩技巧更加輕柔、富有一定節律的手法，不但可有效刺激淋巴管網的神經系統，使淋巴管自主收縮速度、力道與頻率增加，且引導淋巴管將收集來的淋巴液送往正確可用的淋巴結群。不壓迫淋巴結，卻能確實開通淋巴結的技巧，大幅提升淋巴系統的工作能力，也是淋巴水腫治療中「消腫」與「從細胞層開始改變健康度」的重要關鍵！

徒手淋巴引流不只可以消腫，同時還能有效降低疼痛閾值、降低交感神經衝動，因此止痛、消腫與平衡自律神經（緩和情緒、協助入眠）都是同時可獲得的益處。

此外，由於施作的層級深度在真皮層與皮下組織（不按壓肌肉），可直接帶動淺筋膜層的流動性，增加肌筋膜上方所有組織的滑動度，提升淺層柔軟度與組織液流動性，對皮膚組織健康效果非常顯著。

同時最大的幫助，就是加速微淋巴管的再生！健康的環境下，微淋巴管可在兩週內再生完成。相對的若身體環境不佳，再生速度會變慢甚至暫停。正確精準的徒手淋巴引流技術，可以提升微淋巴

管再生速率，同時引導新生的微淋巴管網往較合適的路徑生長，因此可說是引導新的淺層淋巴路徑生成很重要的治療介入！

禁忌症與小提醒

　　徒手淋巴引流是醫療臨床的治療手法之一，不是一般美容按摩保健。任何治療無論是徒手、機器或是用品，使用上如同藥品一樣，有相對應的安全劑量範圍與禁忌症，隨心所欲沒有任何思考的使用是非常危險的作法。

　　此手法使用在下列族群，都必須避免使用或慎重考量劑量：

- 感染性的急性發炎
- 未經治療的血栓
- 未經治療的癌症
- 充血性心臟衰竭
- 慢性發炎
- 經治療的血栓
- 經治療的癌症
- 氣喘
- 甲狀腺功能低下、亢進
- 懷孕、月經週期
- 低血壓
- 有異狀的痣
- 結核病

強烈建議應由專業醫療人員施做此手法的臨床決策（施作方向、劑量等），並根據實際身體需求與進步程度，隨時調整所需手法的介入模式。很多淋巴水腫朋友，不只單純需要徒手淋巴引流的治療，還有很多情況在臨床上需要合併筋膜，或是軟組織徒手治療，給予個人最大治療效益。交給淋巴水腫專科治療師替您做評估與決策，才能有最安全、合適的治療方針。

　　另外，個案也要有認知，即使淋巴管網有努力再生、更新、合成新路徑，都無法替代原先天生的路徑與管道。新生的路徑可能也無法擁有如原先的穩健功能，這也是我們建議淋巴水腫個案，一定要規律回診的原因之一。雖然有人說：「生命會自己尋找出路」，但若能有更好的選擇跟協助，為什麼要讓已受傷、需要協助的身體自己尋找出路？

②壓力治療

原理及效益

　　施做徒手淋巴引流治療後，肢體形狀與組織柔軟度都會回復到比較消腫柔軟的狀態，此時就需要有合適的外在壓力介入，幫助靜脈或淋巴管瓣膜關閉、讓肢體維持在徒手治療後相對良好的模樣。

　　壓力治療根據不同材質、樣式與壓力值，可以提供淋巴水腫肢體不同的組織刺激，例如：維持肢體形狀、打破纖維化、協助組織液回流壓力差等。

　　通常會建議大家在徒手治療執行結束後，盡快穿戴合適的壓力

衣物，不要超過 20 分鐘，因為還沒有恢復到穩定期的淋巴水腫肢體，很容易再次回腫（所有物事都喜歡趨向最大亂度），所以壓力治療的介入，就是讓肢體乖乖維持在徒手治療後的樣貌。

禁忌症與小提醒

　　壓力治療是「**維持徒手治療後成效**」的關鍵，無法做到真正的消腫。很多朋友以為只要穿戴了壓力衣物就可消腫，這是一種欲蓋彌彰的作法，不但無法真正改變淋巴系統能力與身體組織結構，還更容易讓淋巴水腫失控，最後變得選擇更大壓力或是更大尺寸的壓力衣物，這都已反其道而行了！

　　壓力治療有一定的壓力劑量給予規範，在國際上使用毫米汞柱（mmHg）作為壓力數值的標準單位，並非市面上常看見的丹數（Den，指織品的單位密度）。同時並不是壓力越大越好，過大的壓力反而容易讓處於真皮層與皮下組織的微淋巴管網受到不當壓迫，直接影響、阻斷吸收功能。所以壓力治療的劑量與壓力衣物款式的選擇，都要根據身體狀況做判斷隨時調整。

　　另外，許多朋友會有壓力過敏的問題，但壓力治療一天至少要執行 14 小時以上才是有效治療。這些問題都需要專業的淋巴水腫專科治療師，利用正確的醫療觀念解決與處置，比起自行摸索、把自己當白老鼠、消耗自身的健康成本，還是交給專業的來吧！

③皮膚與指甲護理

原理及效益

　　這個元素相較前兩個就簡單易懂許多！有健康良好的皮膚，就會有更好的皮下淋巴網路運作功能，所以把皮膚照顧好，也是提升淺層淋巴流動的關鍵之一！最基本的皮膚保養：清潔、保濕、防曬，務必要仔細做到，幫助皮膚處在一個抵抗力強大的狀態下，同時也能預防病菌侵入、減少感染風險，這些都是非常重要的治療關鍵。

　　皮膚的皺摺處、指甲的縫隙都很容易藏汙納垢，這些污垢都是細菌最愛的滋長環境，因此清潔要徹底，必要時用身體用的抗菌清潔劑清潔，也是一個好選擇。

禁忌症與小提醒

　　去角質可以規律進行，但是要慎重選擇去角質產品，不要過度粗糙與尖銳，建議使用柔軟的毛巾或專門乾刷的軟毛刷去角質即可。去完角質後務必塗抹保濕品，協助皮膚維持保濕度。保濕品的選擇是簡單成分，避免酒精、香精，一定要先試用確認不會過敏。

　　修剪指甲時不要剪傷自己，還要留意不要把指甲修剪成尖銳的形狀，甚至不建議留指甲。因為尖銳與過長的指甲邊緣，都容易抓傷自己或在穿戴壓力衣物時，傷害到壓力衣物（勾紗、抓破等）。

　　留指甲給予細菌更多藏匿的空間，不建議指甲留過長，更建議視力或精細動作不好的朋友，直接請專業美甲師幫忙修整與保養，不但可擁有安全的外形，定期護甲更能保持指甲的強健韌性，減少斷裂受傷風險。

淋巴水腫個案的生活照護指引　健康小百科

這樣的方式，OK ！

①多喝水！以體重 × 50c.c. 為每日標準攝水量，足夠的水分能
　讓淋巴系統有好的推進能力。

②規律適度且多元的運動習慣，打造良好身體環境。

③淋巴回流呼吸練習，利用體腔壓力增加淋巴深層回流並降低交
　感神經衝動。

④充足良好的睡眠，使大腦好好休息，排除多餘代謝廢物。

⑤攝取抗氧化食物，幫助淋巴系統健康地排除自由基。

⑥保持平靜、穩定的情緒，讓交感神經衝動降低、淋巴管收縮能
　力增加。

⑦穿戴合適的壓力衣物並且正確清潔、定期更換保持壓力治療的
　成效。

⑧規律回診，讓主治淋巴水腫治療師定期記錄身體變化，並給予
　進階治療。

⑨讓生活來點變化吧！適度接受不同活動，是測試淋巴系統回收
　功能並認識身體能力的好方法！

⑩保有一顆感恩的心，感謝淋巴水腫的存在讓我們懂得更加珍
　惜、疼愛自己。

④消腫運動

原理及效益

顧名思義，就是「協助消腫的運動模式」。請注意，是協助消腫，不是做了就可以消腫！大家一定要記得「消腫」的實際作用關鍵，在於徒手淋巴引流治療，其他元素則是協助消腫後的成果盡可能被維持。

消腫運動並非一般的運動，而是帶有消腫原則的運動模式：
①由身體近端開始活動，逐漸帶到遠端肢體，再慢慢往身體近端活動回來。
②輕柔、慢速，不大力過度衝擊。
③運動時可配合呼吸節律
④練習正確腹式呼吸

通常在消腫治療的初期，淋巴水腫專科治療師會根據以上「從內在刺激與促進淋巴回流」的消腫運動原則，搭配評估後的個人身體狀況，設計一套安全的消腫運動練習。這個練習是後續運動計劃的基礎，也是協助身體逐漸由內而外，擁有抗腫體質的關鍵。

在熟悉消腫運動原則而實際練習之後，您的淋巴水腫治療師可能會加入其他運動元素，例如：筋膜彈性與伸展、肌力訓練、心肺有氧、呼吸練習等，目的是讓身體接受多元化的運動刺激，加深組織耐受度、提升肌肉或關節幫浦運動的作用力。

最終目的是希望淋巴水腫的朋友，可以自在地享受任何運動的

樂趣。無論是登山、潛水、攀岩、滑水、游泳、騎自行車、拳擊有氧、瑜伽、慢跑等，都可以了解自身狀況，且因為運動而產生的多餘組織液，可以盡可能正常的吸收代謝，不會因為運動帶來的體溫升高而產生更多腫脹。

所以淋巴水腫治療師常說：「壓力治療是從外給予肢體維持及保護，而消腫運動則是從內在為自己打造一件隱形內建的壓力衣物。透過內外雙修讓淋巴水腫不易回腫，持續向回到潛伏期為目標前進！」

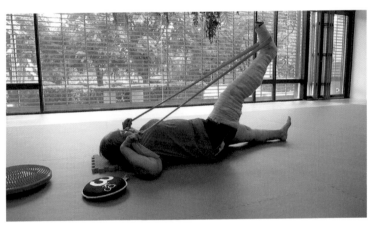

▲正在執行消腫運動的個案。

⑤營養及體脂肪調控管理

這個概念主要是因為肥胖，也就是體脂率（BMI 值）過高造成的淋巴水腫，已成為一個備受矚目的健康議題，而醫學界無論是在臨床或研究上，都認同肥胖與淋巴水腫是息息相關的兩個慢性病症。因此，針對有肥胖問題的淋巴水腫朋友，專業的治療同時也需

要提供營養調控與管理的建議。在 2018 年世界淋巴水腫研討會上，更直接將營養管理列為當年的探討主題之一，而後續也出版了專門說明淋巴水腫營養學的書籍供專業人士參考。

　　精細的營養學管理因人而異，以下幾個大方向可以提供給所有淋巴水腫朋友作為參考：
①均衡飲食、地中海飲食法：抗氧化飲食
②攝取足夠水量：一日攝水量約體重 × 50 c.c.
③留意鈉含量攝取：低鹽飲食
④留意糖分攝取：低糖飲食
⑤減少加工食品攝取：抗發炎飲食
⑥攝取足夠纖維強化腸胃系統功能（必要時可用適合自己的益生菌協助）

　　雖然詳細的淋巴水腫營養學是需要許多精算的計劃，但我通常建議我們的個案不要過於緊張，能吃是福、均衡飲食、細嚼慢嚥、充足水分、遠離過多糖鹽，配合規律足量的運動，讓身體保持在正常的體脂率（BMI 值），就是一個很棒的抗腫身體了！
　　至於有肥胖引起淋巴水腫問題或體脂率超標的朋友，也強烈建議盡快尋求專業協助，利用整合性消腫治療幫助您安全消腫、內外抗腫、減少回腫，找回健康的身體與心理！

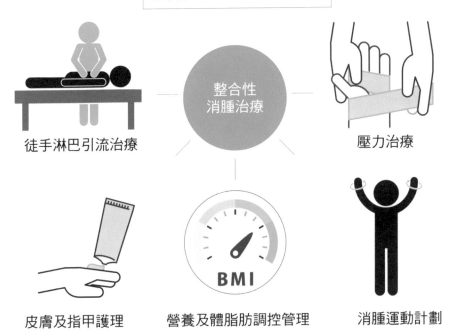

整合性消腫治療 5 大方法

徒手淋巴引流治療

整合性消腫治療

壓力治療

皮膚及指甲護理

營養及體脂肪調控管理

消腫運動計劃

消腫治療頻率，何時該回診？

　　很多朋友也有這樣的疑問：「淋巴水腫是慢性病無法治癒，那整合性消腫治療是否要做一輩子？」我的回答：「是，也不是。」

　　整合性消腫治療是一套淋巴水腫的治療方式，同時也是一套淋巴水腫自我照護的觀念。在治療前期需要密集進行，教科書上告訴我們「一週 5 天，連續到 4 ～ 6 週的密集治療為密集期」，之後就進入「自我維護期」，利用密集期學習到的自我維護方式，學習維

持治療成效。

就個人臨床經驗，按照教科書上的方式執行效果真的很好！但不同的是，國外許多密集期治療都是屬於住院治療，所以在執行面上相對單純，醫療人員與個案都不需要面對真實生活的挑戰。

而臺灣尚未有完整的住院治療機制，因此大多數淋巴水腫個案的治療都是採用門診治療，這一來一往不但舟車勞頓影響治療成效，更多的是個案心理與體力壓力都很大，沒辦法靜下來好好觀察自己的身體變化。加上密集期結束後馬上進入自我維持期，會讓許多個案認為自己「被拋棄」了，反而感到更多無所適從（畢竟是門診治療，非住院治療）。

我採用的模式是拉長戰線，慢慢進入自我維持期，確保個案可以面對各種生活挑戰、不易回腫。在密集治療期的頻率，不會要求個案天天報到，而是用一週兩次的高效率治療策略，隨著身體變化逐漸拉長治療間隔，直到最完美的 4 ～ 6 週回診一次即可。

這樣的治療模式不但讓治療融入生活，還能根據生活際遇調整治療方針，這是非常有意義且不過度打擾個案生活的治療節奏。當然治療頻率與策略，還是因單位、因人而異，詳細的醫療介入還是要跟自己所信任的專科醫療人員做實際討論，才是最好的方法。

其他輔助治療

在國際黃金標準的整合性消腫治療之外，仍有幾項臨床治療是屬於淋巴水腫的輔助治療，例如：手術治療、藥物治療等。這些治

療都有較為嚴格的評估標準及相較而言不穩定的預後，並不適用於廣泛的淋巴水腫族群。

因此即使是精密複雜的手術治療，在國際醫療的準則上，還是建議先進行密集性的整合性消腫治療 4 ～ 6 週，若成效不好才考慮是否接受手術。術後一樣要接受密集性的整合性消腫治療4 ～ 6 週，將身體環境整頓到相對良好的狀態，將會有更好的手術預後。

目前在藥物治療方面，仍屬於動物試驗的研究階段，由於先前研究發現藥物治療初期反應雖然良好，但中後期將會產生嚴重且致命的多重衰竭問題，因此目前藥物研究的部分暫無太多新的進展。反而較新的研究是，著重於如何在臨床做到早期偵測、早發現早治療，或許對現階段的臨床應用來說，會是更實際的作法。

請特別留心循環機治療

值得一提的是，臺灣臨床常見的「循環機治療」。在淋巴水腫國際標準治療準則中，循環機沒有被列入治療選擇中，而是被分類在「非必要的居家照顧」（Home care）。主要是因為淋巴水腫的問題，不單純是水分滯留所造成的，加上循環機無法分辨淋巴回流的正確路徑，所以當循環機把水分帶往不正確的路徑，同時又留下許多大分子蛋白質與脂肪時，往往會帶來更嚴重的水腫，並加深組織纖維化的產生。

循環機或許使用在淋巴系統尚未受傷的族群，確實可以有效舒緩腫脹，例如：運動傷害急性或亞急性腫脹、孕期水腫等。但更多的淋巴水腫族群，其實是不適用於循環機的。

淋巴水腫個案的生活照護指引

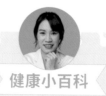

健康小百科

這樣的方式，NO！

①熱敷、泡溫泉、熱瑜伽等，身體熱呼呼的會讓組織液大量增加。

②在淋巴水腫（或鄰近）區域刮痧推拿、重壓按摩！只會產生更多腫脹、使微淋巴管破裂，造成淋巴系統的健康破口！

③穿很緊的壓力衣褲過度壓迫淋巴。壓力不是越高越好，合適的壓力才能真正協助組織液回流進到淋巴管中。

④不確實的身體或傷口清潔方法，容易讓細菌黴菌滋生引起感染問題。

⑤不擦乳液保養皮膚。過於乾燥的皮膚因健康度不足，更容易產生微小的乾裂傷口而造成感染問題。

⑥經常吃很鹹的食物。過度攝取鈉離子會讓身體組織液滯留、不易代謝排出。

⑦每日攝水量不足。體內水分不夠，會讓身體更想把水留在體內，增加滯留率。

⑧運動量不足，容易讓身體沒有足夠的肌肉幫浦功能協助淋巴管收縮。

⑨運動訓練內容過於單調，較難養成可應付各種狀況的淋巴回流能力。

⑩不尋求專業協助，容易帶來健康危機或失去信心、錯失第一時間治療良機！

醫療新知——
淋巴水腫的中醫治療

　　國人對於中醫治療已十分熟悉，無論是中藥配方、針灸、推拿等。而這樣的治療方式，在日本、韓國、中國、新加坡、馬來西亞等一樣普遍，幾乎可說是已深入大多數亞洲人的生活。

　　然而在淋巴水腫的中醫治療研究中，大概在 2008 年後，才有比較多的資料公開，多數是研究針灸對於癌症術後淋巴水腫的幫助成效。起初，針灸只是為了減緩癌症治療後的不適，然而當淋巴水腫的健康意識漸漸抬頭後，也開始出現針對淋巴水腫針灸治療的研究，而這些研究資料主要來自中國與韓國。

　　看到這裡，你可能會想問：「為什麼不是推拿？」需要謹記，因為重壓按摩是禁忌症，所以淋巴水腫千萬不能推拿！所以不會有這種罔顧醫學倫理的研究。

　　回到針灸這個議題，綜觀來看，針灸對於癌症相關的淋巴水腫似乎有點幫助，多數研究發現：在肢體腫脹、緊繃、關節活動度問題等不適感的分數測驗中，做過針灸治療的淋巴水腫個案回饋有顯著下降，但在肢體大小的測量上，就不見得有差異了。

　　這些研究介入的時間跟個案存活的時間比較起來，相對偏短非常多，從 4 週到最多 6 個月不等，但目前沒有繼續追蹤停止針灸治

療後，個案的淋巴水腫狀況如何變化的可信度紀錄。

　　當然，若從「淋巴水腫是慢性病」的角度來看，現有的中醫治療方式，無論是針灸或是服用正規中藥，都可以成為淋巴水腫的輔助治療選項，且也符合現階段各篇研究。但需要留意的是，即使是針灸治療，也不建議直接針灸在患處，需要盡可能避免侵入性治療、小傷口感染等潛在問題。

　　在部分研究中，也有一些個案因為實驗過程中發生淋巴管炎而退出實驗，我們無法知道個案發生淋巴管炎的確切原因，但也只能警惕自己：淋巴水腫的個案，基本上就是擁有一個發炎的身體，無論做什麼樣的介入都要特別慎重、思考周密，而不是用自己的主觀意識做出違背人體生理機轉的決策。

深入了解認證淋巴水腫治療師的專業

專業的認證淋巴水腫治療師，除了提供專業知識，還須指導其生活照護的自理能力。

　　認證淋巴水腫治療師是評估與治療淋巴水腫的專業醫療人員。他們的背景可能來自物理治療師、職能治療師、護理師、醫師或在歐美國家的認證按摩治療師。在歐美日韓等國家對於淋巴水腫治療的介入，通常建議（或明文規定）優先尋找有經過專業淋巴水腫治療師受訓的物理治療師、職能治療師、醫師或護理師。

認證淋巴水腫治療師的治療內容

　　正常程序的淋巴水腫治療，初次療程會從評估開始，不單單只是肢體的周徑測量，而是全面性地了解個案的整體功能性目標及受限，並針對這些問題一一擬定治療計劃。良好的治療計劃必須把整個人體狀況考慮進去，並非只著眼在腫脹之處。

當然，根據淋巴水腫治療師本身不同的專業背景，在整體治療中也會因經驗給予不同重點的治療細節。以我為例，我的專業是物理治療師，我會把人體的肌筋膜狀況、動作模式、疤痕沾黏、關節問題、內臟筋膜、脊椎排列、骨盆循環等狀態都列入協助消腫的參考因子。

因此完整的治療內容建議，是由醫病雙方共同討論出有共識的方案，而並非漫無目標的進行一成不變的治療療程。

良好治療師教你如何照顧自己

當消腫治療逐漸銜接到自我維持期時，個案應該要學會如何控制自己的淋巴水腫，真正與之和平共處。淋巴水腫治療師必須教導、支持個案學會以下能力，好讓個案能應付各種生活狀況：

- 自我淋巴引流技巧此處並非指治療性手法，而是治療師根據個人狀況設計的自我維持手法，可以延長治療成效。每個人不盡相同，強烈建議尋求專業協助。
- 合適的運動：一樣需要個人化的處方，建議尋求專業協助。
- 自我監控治療變化，請參考〈附錄①淋巴水腫日常檢測表〉（P.236）。
- 學會正確綁上彈性繃帶
- 選擇適合自己的日用及夜用壓力衣物
- 完整細緻的皮膚照顧

- 與主治治療師保持良好的溝通、聯繫管道，不確定的決策將直接與治療師討論。
- 定期回診：建議是跟著人體小週期，約 28 ～ 35 天回診一次，最好不超過三個月，因為很多回腫的細微跡象都是在無意中累積下來的。

如何尋找合適的淋巴水腫治療師？

任何疾病無論是預防、治療或是追蹤，尋求專科醫療人員的協助是必要的。強烈建議首先尋找「有完整培訓認證、臨床業務以淋巴水腫專科為主（一般建議至少七成以上為佳），並持續規律進修」的治療師。當然以上並非是絕對要件，畢竟醫療權還是在個案身上，但與治療師誠懇對談，或事先上網查詢做足功課，可以為自己未來要接受的治療多一份信任。

尋找理想治療師可能會遇到的困境

理想的淋巴水腫治療師是須具開放態度、相關經驗豐富、使用全面思維介入治療，且擁有完善的治療裝備。然而當民眾（尤其是在臺灣這個淋巴水腫治療師缺稀的小島上）尋找理想治療師的時候，往往會遇到以下問題：
- 治療師沒有通過專科認證的完整培訓
- 利用便宜收費吸引個案或過度推銷壓力治療用品

- 整體治療療程時間過短（一般而言，一次完整治療會落在 60 ～ 90 分鐘左右）
- 給予的物理治療模式，並不適用於淋巴水腫。
- 沒有在治療關鍵期確實記錄與追蹤個案狀況
- 缺乏協助使用合適壓力衣物的能力與專業知識
- 購買壓力治療用品後，沒有協助追蹤使用狀況和細節調整。
- 個案的主治醫師本身並不重視淋巴水腫，認為沒有治療的必要。
- 個案被動接受治療，沒有學到如何照顧自己的觀念與能力。

消腫、抗腫交給專業淋巴水腫治療師

　　本章讓大家更認識「認證淋巴水腫治療師」的專業，也期許未來會有更多專業的認證淋巴水腫治療師投入到臨床醫療，為更多人帶來完整合適的醫療，詳見〈如何取得認證，成為淋巴水腫治療師？〉，P.237。

　　此外，淋巴水腫真的並不可怕，找對治療師、學習正確觀念、用對方法自我照護，讓專業的認證淋巴水腫治療師成為您一輩子的消腫、抗腫好戰友吧！

個·案·故·事

乳癌鬥士與淋巴水腫抗腫

/　佐藤知子　/

在 2003 年夏季，我 34 歲時被診斷出右側乳癌（IIB 期）。由於當時是年輕乳癌患者，接受了一系列治療：包含手術（部分切除右側乳房、腋下淋巴結清除）、抗癌藥物治療以及放射線治療（右側腋下和右側乳房照射）。

在當時，淋巴水腫相關治療還不太普遍。尤其我看到有人因為蜂窩性組織炎而住院接受抗生素治療，但護理師並沒有給予任何解釋。而在醫院，有些相關廠商會提供壓力衣物給那些對淋巴水腫感興趣或需要的人。我當下也得知，手術後手臂可能會出現腫脹。

於是我開始深入研究「淋巴水腫」這項與癌症治療後遺症相關的議題。當時在日本，提供淋巴水腫治療的醫院非常有限，而且沒有相關的學習機會。後來我幸運地得知，德國的淋巴專科診所——Földi Clinic，提供了淋巴水腫治療師培訓課程。於是在接受首次放射治療後，我立即前往德國。

然而，到了 2004 年，結束所有放射治療療程後，淋巴水腫開始出現。

　　淋巴水腫開始出現時，我了解到，無論你對這個情況有多少知識，當腫脹發生時也是難以避免的。但我仍持續自我照護，這並不可怕，因為我已經了解什麼是淋巴水腫。

　　根據症狀，我開始進行運動治療和徒手淋巴引流，這能有效控制水腫。現在已經超過二十年，情況並沒有變得更糟。我深刻了解到淋巴水腫的早發現早治療是有好處的！

　　我於 2004 年取得國際淋巴水腫治療師資格後，開始在九州中央醫院淋巴水腫中心工作，回饋專業、爭取政府單位關注，還成立「淋巴水腫治療技術師培訓協會」（LETTA）舉辦淋巴水腫研討會等事務。

　　到了 2010 年，我發現身體出現了肺轉移，在這段時間我也步入了婚姻。有些人在罹患癌症後，放棄了婚姻和其他事情。我完全反對，「我認為無論是否患有癌症，你都有權利快樂。人們永遠不應該放棄幸福。如果你每天都持續快樂，你的餘生也會快樂；這也是我每天都很幸福的原因。」

　　現在癌症已經轉移至我的全身，包括骨頭、肝臟和大腦。然

而，我每天都過得很好（我真心認為）。我無法選擇是否罹患淋巴水腫和癌症，我認為最好的事情就是和平共存，即使維持生命比一般健康人想像的更困難。不過，只要有變好的可能，我會繼續治療。

作者註：佐藤知子，是我多年的好友兼淋巴水腫專業領域的國際成長引路人。感謝有她長年的支持與肯定，才有今天與國際醫療無縫接軌的手護物理治療團隊。但鮮為人知的是，當佐藤小姐褪下日本舉國知名淋巴水腫專科講師與壓力治療研發先驅的身分後，她更是一名乳癌抗癌鬥士、淋巴水腫抗腫個案！相信能夠給正在奮鬥的你，帶來一股更加堅定的力量！知子的人生奮戰走了二十年，而至今仍將持續下去。

自我檢測——
我有淋巴水腫嗎？

觀察是否患有淋巴水腫，大家可以先從簡單的身體自我感受覺察開始，時常關注自己身體組織和外貌的變化，以利早期發現避免身體組織過度惡化。

讓我們來快速的檢測自己有沒有淋巴水腫吧！當然更詳細的篩檢，請務必尋找專科醫療人員做完整協助喔！

step1 自我感受覺察

觀察身體有無以下感受：沉重、緊繃、疼痛、發脹、燒灼感、發熱、發麻、針刺感、感覺喪失、活動度受限、無力。

若有出現以上至少一種現象（短暫或是時有時無），加上有淋巴系統損傷的病史，那很有可能是淋巴水腫的前兆！預防勝於治療，請儘早尋求醫療協助！

若沒有淋巴系統損傷的病史，但屬於淋巴水腫高風險族群（肥

胖、懷孕、更年期、靜脈曲張等），而且這類感受存在或不定期出現超過 4 ～ 6 週時，也一樣要儘早尋求醫療協助、釐清身體系統健康狀況。

step2 身體組織偵測

①摸摸看皮膚有沒有什麼變化？變粗糙、變緊繃、皮下組織感覺變硬、沒有彈性？如果以上都是「有」，那就可能有水腫或纖維化的存在。

②用拇指指腹稍稍出力按壓可能有水腫的區域約 10 ～ 15 秒，放開後觀察組織回彈速度及顏色變化。如果組織沒有馬上回彈且凹痕深於 2mm，那就可能已經有第一級的凹陷型水腫[1]了。

③延續上一點，若組織沒有凹陷，但回彈速度及回血顏色由白變紅的速度都略慢，那也可視為可能有極輕度水腫的存在。

④輕輕捏起皮膚，看看是否可以將淺層皮膚提起？如果無法，或是提起的組織厚度大於 2mm，也可能有水腫或是組織沾黏的存在。

---

[1] 此項身體組織檢測建議由專業人員施作會更加準確。

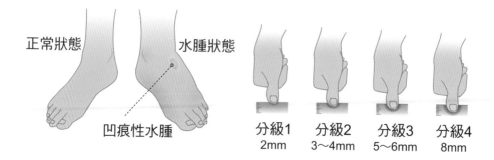

凹陷型水腫示意圖

正常狀態　　　水腫狀態

凹痕性水腫

分級1　　分級2　　分級3　　分級4
2mm　　3～4mm　　5～6mm　　8mm

step3 身體組織測量（手部、腿部為例）

　　準備一條沒有彈性的皮尺，按照 P.183、P.184 圖片中的測量點、測量兩側肢體的周徑，比較是否有較大的落差。

注意！

①皮尺平貼皮膚即可，不要拉緊。

②皮尺邊緣保持平行，不要歪斜。

③盡可能每次都使用同一條皮尺。

④雙側肢體天生就不太對稱，若有些微差距，但沒有不適的話，基本上可以不用過度擔憂，但若不放心，還是可以尋求專業協助。

⑤不須每天測量，1～2週測量一次即可，每次測量時間點盡可能相同，人體有變動性，早上跟晚上測量，結果多少會有些不同。

⑥若有使用壓力治療用品的朋友，「避免」在脫掉壓力衣物或繃帶

後馬上測量！這對專業治療師來說，是無效數據，建議測量時間固定在穿上壓力衣物前、或是脫掉壓力衣物至少20分鐘以上（比較建議前者）。

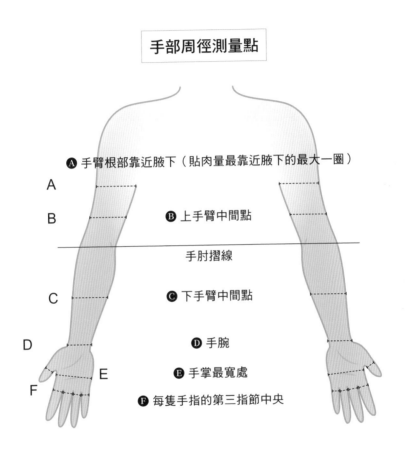

手部周徑測量點

A 手臂根部靠近腋下（貼肉量最靠近腋下的最大一圈）

B 上手臂中間點

手肘摺線

C 下手臂中間點

D 手腕

E 手掌最寬處

F 每隻手指的第三指節中央

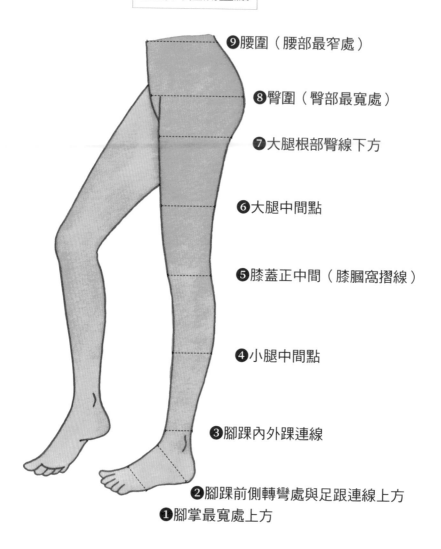

腿部周徑測量點

❾腰圍（腰部最窄處）

❽臀圍（臀部最寬處）

❼大腿根部臀線下方

❻大腿中間點

❺膝蓋正中間（膝膕窩摺線）

❹小腿中間點

❸腳踝內外踝連線

❷腳踝前側轉彎處與足跟連線上方
❶腳掌最寬處上方

癌症治療階段對淋巴水腫徵召評估與治療

	①癌症治療前	②癌症治療中	③癌症治療後
風險	淋巴水腫發生風險評估：低	淋巴水腫發生風險評估：中～高	淋巴水腫發生風險評估：中～高
發生徵兆	無	患處發紅、溫度升高、緊繃、沉重、麻木或腫大等，但不一定感覺疼痛。	患處發紅、溫度升高、緊繃、沉重、麻木、皮膚質地改變、僵硬或腫大，初期不一定會感覺疼痛，時間久了可能會有撕裂或脹痛感。
淋巴水腫治療方向	若無腫瘤壓迫，此時較不容易產生淋巴水腫。仍建議先了解學習相關的預防、檢測與整合性消腫治療知識！事先接受淋巴水腫治療師的全面評估與檢測，留下最初始身體狀況紀錄。	無論是手術、化療或是放射線治療，一旦淋巴系統被破壞或受預期藥物影響，建議開始接受整合性消腫治療、規律自我徵兆檢測，慎重預防！	淋巴水腫可能會出現在癌症治療後的任一時期。無論是幾週、幾個月、一年兩年甚至十年二十年後都有可能。尤其當年紀漸長，身體機能越下降時，發生機率會增加。
淋巴水腫治療師的角色	衛教個案完整的淋巴水腫知識與預防觀念，記錄尚未接受癌症治療的身體狀況（包括管路系統、肌肉骨骼系統、動作功能與體能程度等等）。陪伴個案接下來的癌症治療挑戰之路！	協助個案分辨是否出現淋巴水腫徵兆，根據手術術式、疤痕狀況、藥物選用或放電療的範圍強度等預測淋巴水腫風險，設計個人化整合性消腫治療處方讓風險降到最小，或將淋巴水腫控制在最低範圍。	協助個案持續保持淋巴水腫發生的低風險或加強治療已產生的淋巴水腫，此時的整合性消腫治療會在密集治療一段時間後，逐漸讓個案進入自我維持期，降低治療比例並在狀況穩定後維持規律回診即可。
小提醒	通常確診癌症到開始治療的時間都不長，一旦確診，除了常規治療安排，建議至少安排一次的淋巴水腫預防衛教及初次評估。把淋巴水腫預防當成是癌症治療的一部分，就不會在發生後產生恐慌。	此時身體狀況極度不穩定，即使沒有淋巴水腫，也可能因各種原因讓身體感覺不適。定期規律的與淋巴水腫治療師討論、檢測身體狀況，隨時調整預防或治療方針，讓後續身體更快恢復功能。	淋巴水腫是一輩子的慢性課題，無論身邊的人是否了解，個案都要先勇敢面對自己抗戰後的新身體。用正確的觀念保護、愛惜與訓練它，好好與它和平共處！

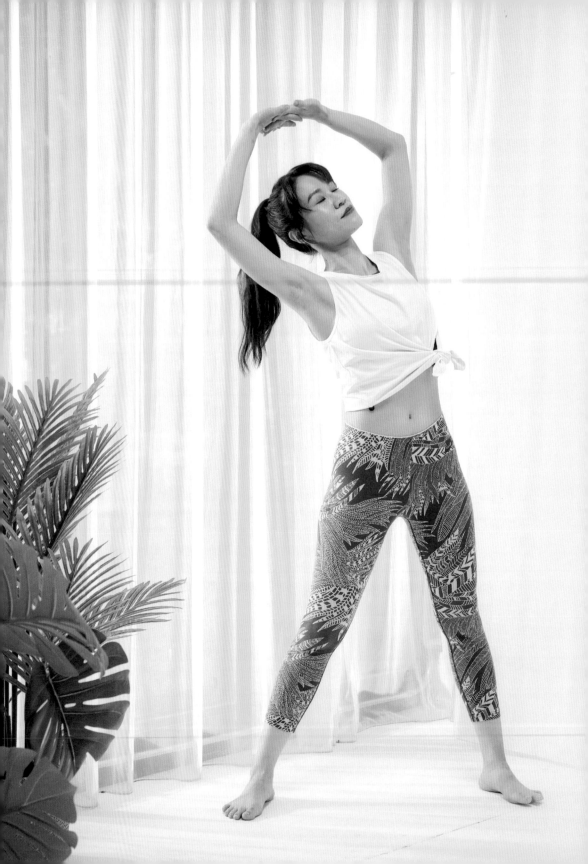

Chapter

4

居家保健輕運動，
讓淋巴好好流動

簡單的淋巴自我保健，

其實在家就能輕鬆做！

透過躺、趴、跪、坐、站等 5 組 3 分鐘輕運動，

與 4 組 10 分鐘的全身淋巴筋膜保健法，

讓淋巴好好流動，內外兼顧更健康！

警語！ 本章所提到的保健方式僅供參考，非專業醫療用途！若淋巴系統有
損傷或疑似功能缺失，請事先詢問過您的醫師或淋巴水腫治療師，能否執行
書中動作，或直接向專業人員學習屬於您的保健方式。

加速體內廢物代謝，
從淋巴通暢流動開始！

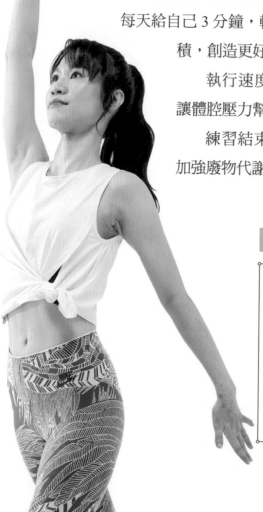

讓淋巴系統擁有健康的流動動能，最好的方式就是動起來！本套運動有 5 個動作，根據淋巴管動作設計而成，主動做出深淺淋巴管喜歡的收縮模式，每天給自己 3 分鐘，輕柔紓解身體深淺層的壅塞淤積，創造更好的身體環境。

執行速度輕緩即可，搭配呼吸調控，讓體腔壓力幫助深層淋巴回流更完整。

練習結束建議多補充水分與維生素 C 加強廢物代謝與提升筋膜修復力。

3 分鐘輕運動

- 設計原理

模擬淋巴管喜歡的收縮模式

- 執行方式

動作輕緩，配合呼吸

- 練習結束後

多補充水分與維生素 C

3 分鐘輕運動，深度伸展筋膜

時　　間	每組動作做完 1 組約 3 分鐘，共 5 組
運動功效	❶伸展筋膜 ❷伸展脊椎，加強內臟筋膜連結 ❸讓身體執行深層呼吸

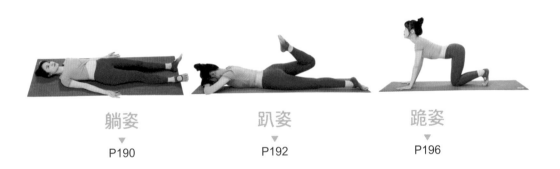

躺姿
▼
P190

趴姿
▼
P192

跪姿
▼
P196

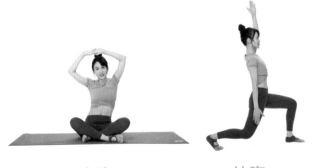

坐姿
▼
P202

站姿
▼
P204

TIPS

每組動作可分開練習或依序串連練習，每日練習沒有次數限制，建議須依個人體能及身體條件而定，舒服為主、量力而為。

1

輕鬆平躺在瑜伽墊或床上，雙臂放身旁，掌心朝上，輕緩呼吸3次。

掌心朝上

呼吸**3**次

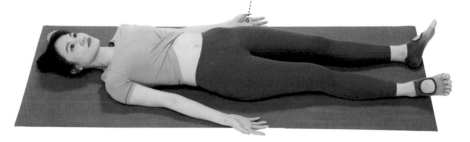

2

吸氣時聳肩，吐氣時放鬆肩膀，一吸一吐為一組，緩慢進行3組。

吐氣，肩膀遠離耳垂

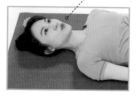

一吸一吐為一組進行**3**組

吸氣，肩膀靠近耳垂

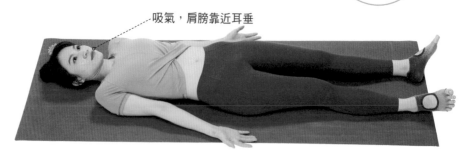

3

兩手交疊放在胸前，慢慢吸
氣，感受胸口與側邊肋骨擴
張，吸到九分滿後慢慢吐氣。

一吸一吐
為一組
進行**3**組

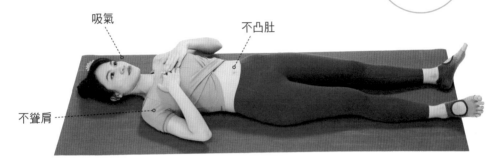

吸氣　　　　　　　不凸肚

不聳肩

4

兩手交疊蓋住肚臍，慢慢吸
氣，感受腹部與腰部擴張，
吸到九分滿後慢慢吐氣。
接著重複步驟 3 → 步驟 2，
最後身心平靜地結束練習。

一吸一吐
為一組
進行**3**組

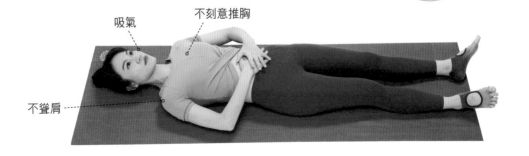

　　　　　　不刻意推胸

吸氣

不聳肩

1

全身趴地，雙手手掌交疊
後，將額頭靠上手背，下
半身盡量貼地。輕輕吸
氣，臉抬離地面，胸口些
許離地。慢慢吐氣，姿勢
回到原狀，共 5 組。

共**5**組

下腹、大腿到腳背，
都須盡量貼地

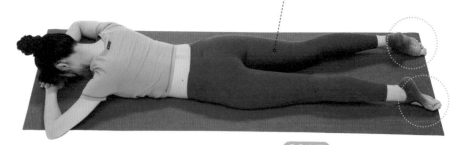

POINT

若腳背較緊繃，可用腳尖
踩地，但不要用力掘腳！

吸氣時頭抬起

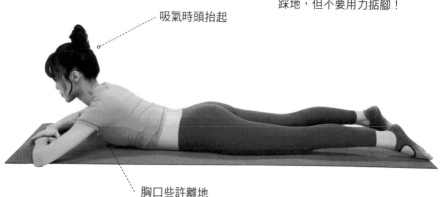

胸口些許離地

192

2

將手撐在胸口兩旁，用手推地，胸口抬離地面。
吸氣，轉頭向後往右腳跟方向看，吐氣，身體
回正。再吸氣，轉頭看左邊的腳跟。

一左一右
為一組
共**5**組

趴姿

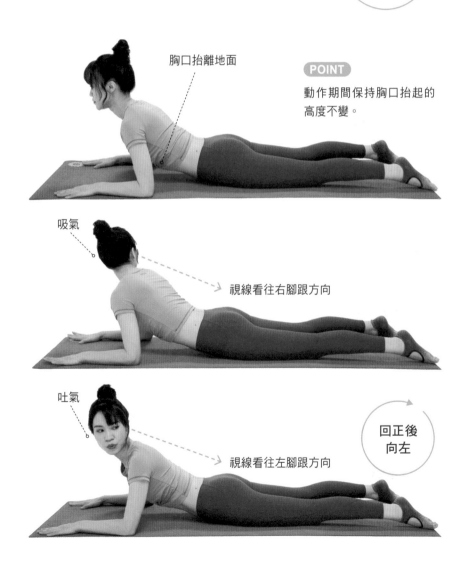

胸口抬離地面

POINT
動作期間保持胸口抬起的
高度不變。

吸氣

視線看往右腳跟方向

吐氣

視線看往左腳跟方向

回正後
向左

3

回到 STEP1 的起始姿勢，輕輕吸氣，右腳往
上方伸直抬起、屈膝將右腳尖往左邊肩膀方向
勾起。慢慢吐氣，隨著吐氣節奏將右腳放回地
面。吸氣後換邊，身體微微發暖結束練習。

右腳

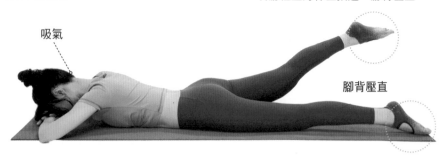

右腳往上方伸直抬起，腳背壓直

吸氣

腳背壓直

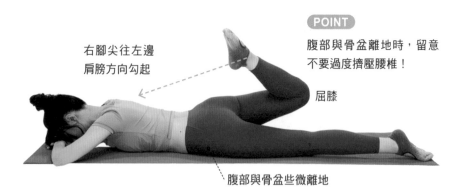

右腳尖往左邊
肩膀方向勾起

POINT

腹部與骨盆離地時，留意
不要過度擠壓腰椎！

屈膝

腹部與骨盆些微離地

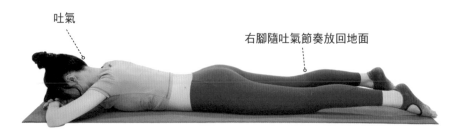

吐氣

右腳隨吐氣節奏放回地面

趴姿

吸氣後
換左腳

左腳往上方伸直抬起，腳背壓直

吸氣

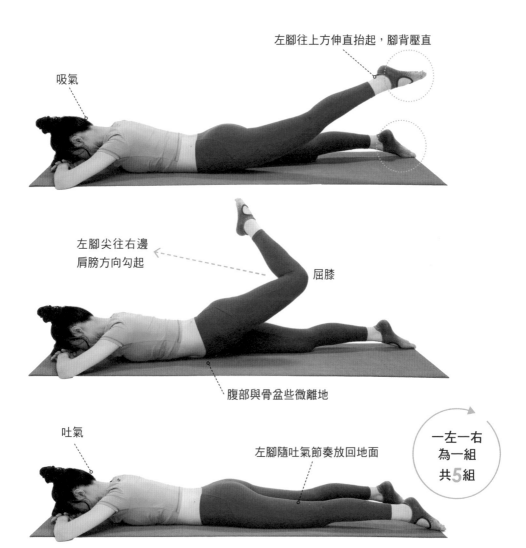

左腳尖往右邊
肩膀方向勾起

屈膝

腹部與骨盆些微離地

吐氣

左腳隨吐氣節奏放回地面

一左一右
為一組
共5組

1

雙膝跪在瑜伽墊上，大腿
內側、膝蓋內側、腳踝內
側三處併攏；手腕撐地，
保持腹部核心微收、腰椎
平放，為起始姿勢。

維持腹部核心微收、腰椎平放

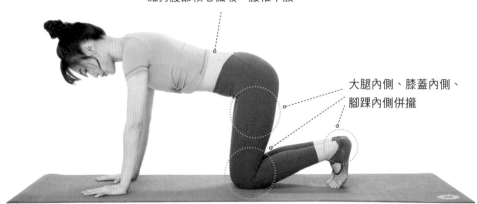

大腿內側、膝蓋內側、
腳踝內側併攏

小叮嚀 ▸ ・手腕撐地時若感到不舒服，可用
握拳姿勢代替。

・避免在過軟的床或沙發上執行！

2

輕輕吸氣，同時骨盆向前
傾、胸口提起，最後慢慢
抬頭，眼球向上看，適度
地拉長脖子。

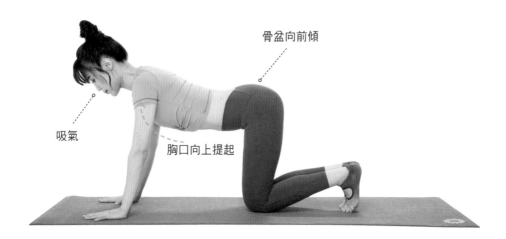

骨盆向前傾

吸氣

胸口向上提起

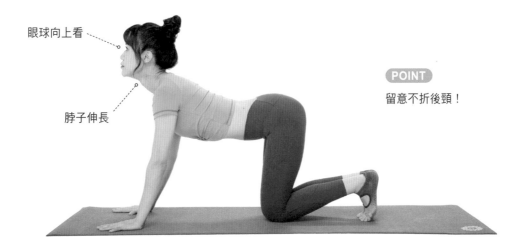

眼球向上看

脖子伸長

POINT

留意不折後頸！

3

輕輕吐氣，骨盆向後傾，
同時收腹，胸口朝背部方
向推，脊椎向上弓起，最
後低頭看向肚臍，共做 5
組，最後回到起始姿勢。

Step3
共5組

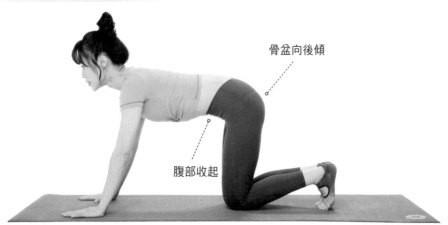

骨盆向後傾

腹部收起

脊椎向上弓起

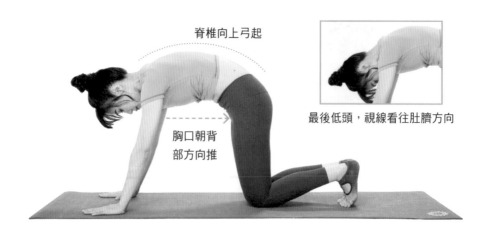

胸口朝背
部方向推

最後低頭，視線看往肚臍方向

4

輕輕吸氣後，從骨盆、腰椎、胸椎、頸椎、頭一節節向上伸展，呈直立式跪姿，持續吸氣，上半身向後仰，雙手向上伸展。

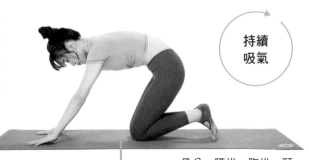

持續吸氣

POINT

伸展動作可想像成伸懶腰的姿勢！

骨盆、腰椎、胸椎、頸椎、頭一節節向上伸展

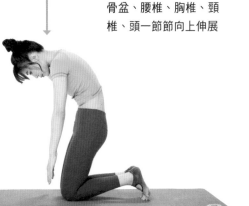

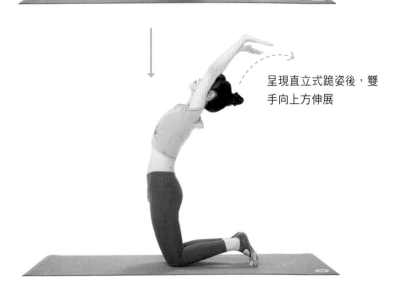

呈現直立式跪姿後，雙手向上方伸展

5

接著慢慢吐氣，身體配合
呼吸節奏向下趴，直到雙
手撐地後，右手從左手後
方穿過，帶動身體旋轉。

慢慢吐氣

身體配合呼吸慢慢向下趴

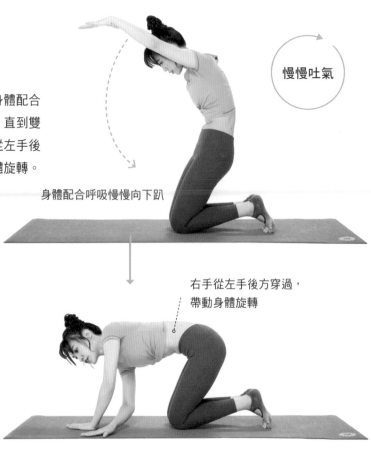

右手從左手後方穿過，
帶動身體旋轉

左手撐地，右手穿過身體平放

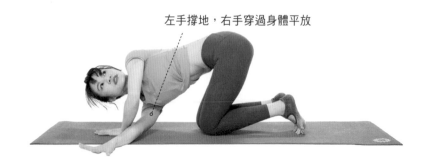

6

接著重複 1 次 STEP4，身體配合呼吸節奏向下趴直到雙手撐地，左手從右手後方穿過，帶動身體旋轉，並緩緩趴下。做完 STEP4 → STEP5 → STEP4 → STEP6 一 次為一組，共做 5 組。最後跪趴在地板，舒服地結束練習。

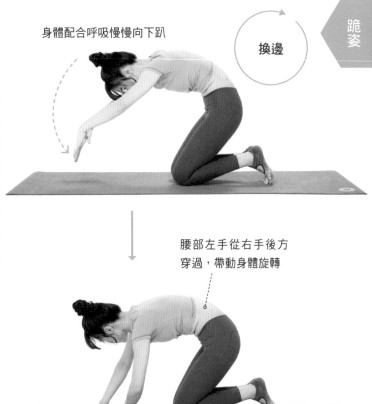

身體配合呼吸慢慢向下趴

換邊

跪姿

腰部左手從右手後方穿過，帶動身體旋轉

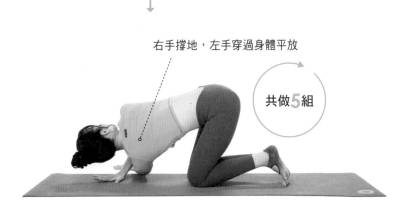

右手撐地，左手穿過身體平放

共做**5**組

1

盤腿坐在瑜伽墊上，慢慢吸氣，吸氣時聳肩。慢慢吐氣並放鬆肩膀。

吸氣，肩膀靠近耳垂

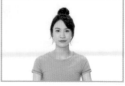

吐氣，肩膀遠離耳垂

一吸一吐
為一組
共 **3** 組

小叮嚀

· 也可坐在椅子上進行。

2

慢慢吸氣，左手向上延伸、身體腰部到頸部向右側彎，讓身側深層延展，骨盆坐正不傾斜。慢慢吐氣回正，換邊。一左一右為一組，共 5 組

左手向上延伸後側彎

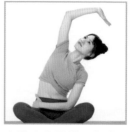

身體向左側彎，左手扣住右邊骨盆

身體向右側彎、右手扣住左邊骨盆

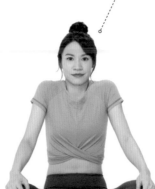

3

雙手互扣，翻掌將掌心朝上，保持手肘微彎，慢慢轉動胸口，並拉伸前胸與後背，配合輕緩吸氣與吐氣，向右轉 5 次後，再向左轉 5 次。最後慢慢把手放到地上，身體微微發暖後結束動作。

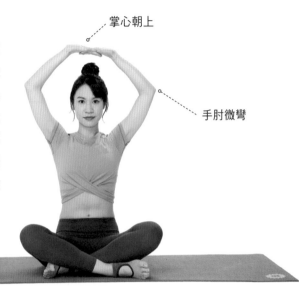

掌心朝上

手肘微彎

POINT

· 抬手時肩關節角度較小的人，以不聳肩的高度為主。
· 期間保持肩頭遠離耳朵，並讓讓胸口出力，頭頸部放鬆。

先右轉**5**次
再左轉**5**次

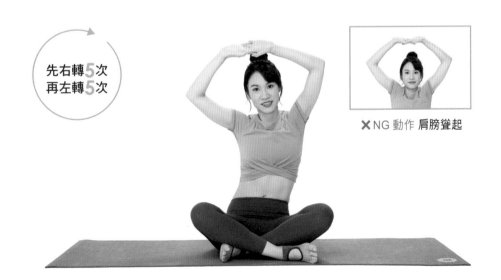

✕NG 動作 肩膀聳起

1

右腳前，左腳後呈弓箭
步。右手舉起指向天空，
左手指向地板。噘嘴快速
吐氣 2 次，同時腿部跟
著吐氣節奏上下彈震，過
程中身體垂直地面。

吐氣**2**次

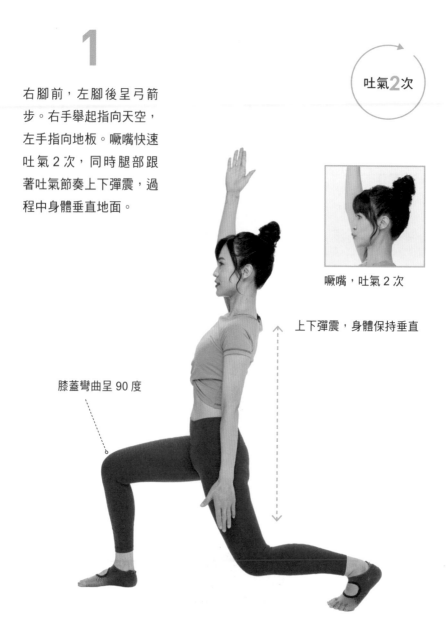

噘嘴，吐氣 2 次

上下彈震，身體保持垂直

膝蓋彎曲呈 90 度

2

鼻子深吸氣，同時雙腿打直，且左右手上下互換。期間兩腳腳尖觸地，後腳跟懸空；接著姿勢重新回到 STEP1。STEP1 與 STEP2 交替一次為一組，重複 5 組。

重複**5**組

吸氣

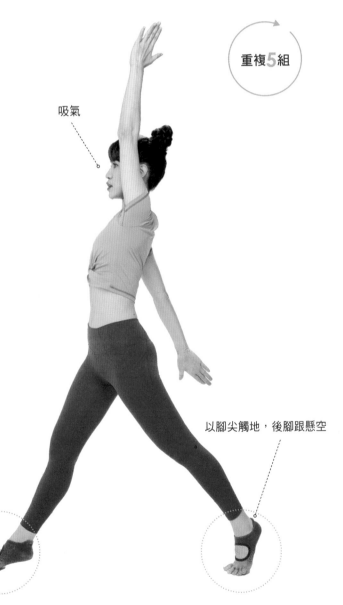

以腳尖觸地，後腳跟懸空

3

換邊，左腳前，右腳後呈弓箭步姿勢，左手指天空，右手指地板，噘嘴快速吐氣 2 次，同時腿部跟著上下彈震。

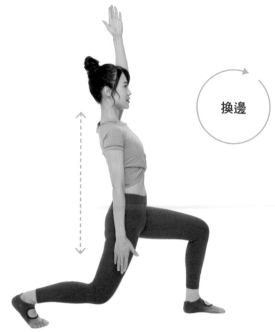

換邊

* 為方便呈現動作，示範圖身體有轉向，實際進行時身體方向不變

4

鼻子深吸氣，同時雙腿打直，且左右手上下互換。期間兩腳腳尖觸地，後腳跟懸空；接著姿勢重新回到 STEP3。STEP3 與 STEP4 交替一次為一組，重複 5 組。

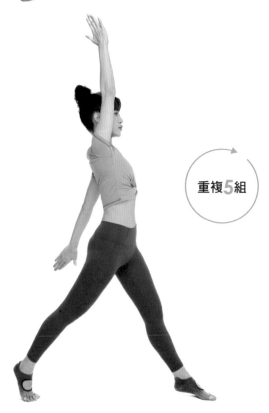

重複**5**組

5

回到站立姿勢，緩緩吐氣，從頭部開始向下彎，直到自己極限。接著緩緩吸氣，將肚臍推向脊椎，用腹部力量，將身體重推回直立狀態。重複 3 次，身體發暖後結束練習。

吐氣，從頭部開始向下彎曲身體

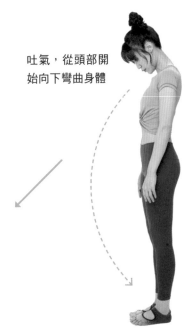

吸氣，將肚臍向後推往脊椎

身體重心回到中間

重複**3**次

小叮嚀 若過程中感到頭暈，可先停下動作，在安全之處躺下休息。

擁有彈性筋膜組織，
就能改善身體微水腫！

筋膜健康與淋巴健康息息相關，本套練習共有 4 組，從筋膜醫學角度切入，透過從頭到腳深淺層的筋膜放鬆，讓筋膜組織充滿彈性且潤滑，並加強淋巴回流路徑的開通，同時提升強壯暢通的淋巴流動能力！

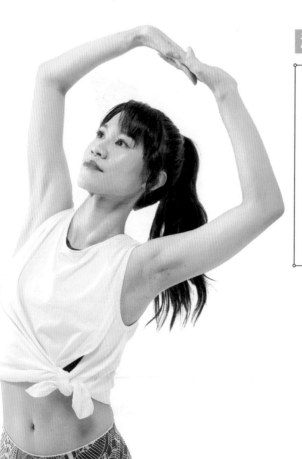

淋巴筋膜保健法

- 設計原理

以筋膜醫學角度切入，透過搓揉動作放鬆筋膜

- 執行方式

動作輕緩，配合呼吸

- 練習結束後

多補充水分與維生素 C

自我淋巴筋膜保健法，照護全身健康

時　　間	可緩慢執行，每組動作約 10 分鐘，共 4 組
運動功效	❶減緩組織與筋膜沾黏 ❷減緩脂肪固化造成的淺層淋巴流動阻礙 ❸改善身體微水腫

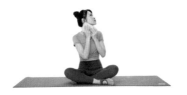

頭×頸×臉部手法
▼
P210

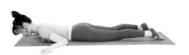

前胸×手臂手法
▼
P218

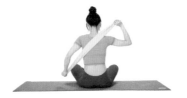

腹×腰×背部×腸道手法
▼
P222

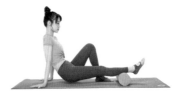

骨盆×腿部手法
▼
P228

TIPS

此系列可分開練習或依序串連練習，每週練習的建議次數為 1 次以上，依個人體能及身體條件而定，舒服為主、量力而為，也可接在 3 分鐘輕運動之後做。

頭×頸×臉部手法

共做
1 回

適用狀況	・提升臉部膚況　・減緩張力型頭痛　・宿醉或吃太鹹導致泡芙臉
	・用眼過度　・輕度鼻塞
使用道具	・略粗糙毛巾 *1 條

1

雙手在胸前交叉，五指平放在鎖骨，食指與中指施力，單向由外往內滑動鎖骨上皮膚 5 次，不來回拉動。

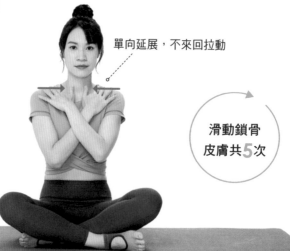

單向延展，不來回拉動

滑動鎖骨
皮膚共**5**次

2

配合深呼吸轉動肩關節，
先由前向後轉動 5 次，
再由後向前轉動 5 次，
吸氣時轉動，吐氣回正。

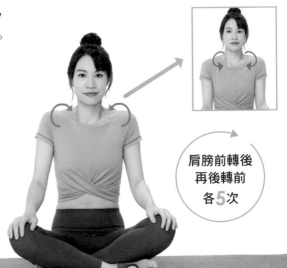

肩膀前轉後
再後轉前
各**5**次

※ 對應乾刷細部部位請參考 P214

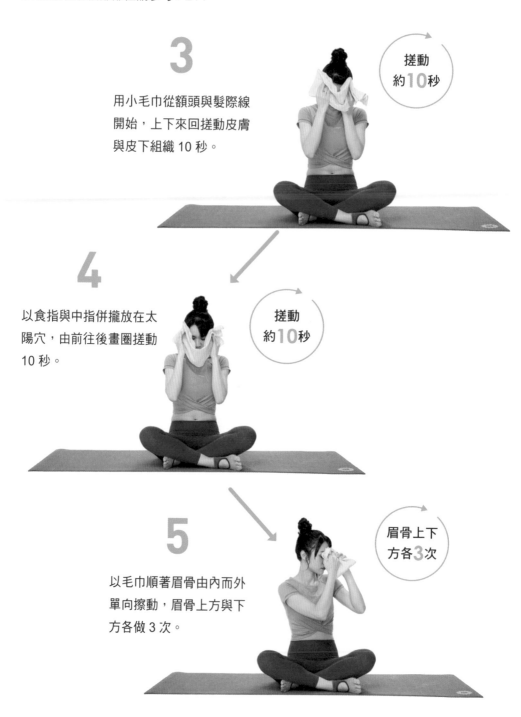

3

用小毛巾從額頭與髮際線
開始，上下來回搓動皮膚
與皮下組織 10 秒。

搓動
約**10**秒

4

以食指與中指併攏放在太
陽穴，由前往後畫圈搓動
10 秒。

搓動
約**10**秒

5

以毛巾順著眉骨由內而外
單向擦動，眉骨上方與下
方各做 3 次。

眉骨上下
方各**3**次

6

搓動
約**10**秒

以毛巾由內往外畫小圈搓
揉整個眼眶骨（眼窩）區
域 10 秒。

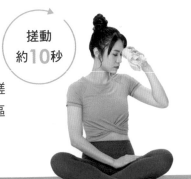

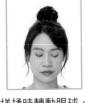

搓揉時轉動眼球，
放鬆眼肌群

7

以毛巾順著鼻骨與鼻翼上
下，搓動鼻子及人中區域
10 秒。

POINT

可配合吸鼻子或吐氣加強鼻
部肌肉收縮！

搓動
約**10**秒

8

搓動
約**10**秒

畫圈按摩揉搓臉頰與嘴巴
周邊區域 10 秒。可配合
誇大的咀嚼動作，加強臉
頰與嘴部肌肉收縮。

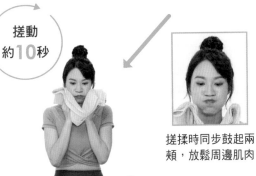

搓揉時同步鼓起兩
頰，放鬆周邊肌肉

臉部淋巴乾刷路線順序圖

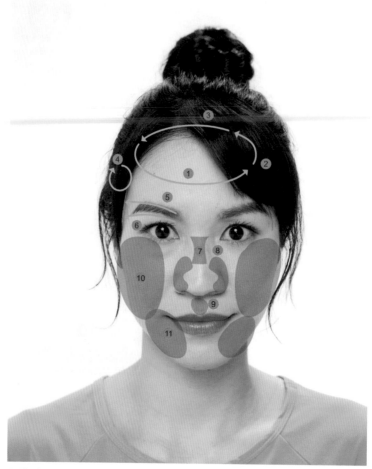

此為步驟 3～步驟 8 的搓揉順序，使用毛巾輕柔地依數字搓動圖中的標示部位，讓臉部淋巴更通暢！

❶額頭	❼鼻骨
❷❸髮際線	❽鼻翼
❹太陽穴	❾人中
❺眉骨上方	❿臉頰
❻眉骨下方	⓫臉部週邊區域

頭×頸×臉部
手法

9

用毛巾沿著下巴邊緣的後方到耳下位置來回搓動 10 秒。

來回搓動
約**10**秒

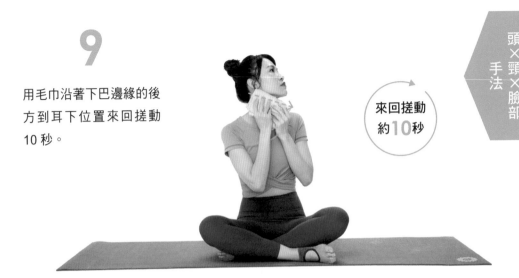

小叮嚀　此區淋巴結更加豐富，請避免用力按揉。

10

用中指與無名指包夾耳朵前後，夾著毛巾上下搓動耳部肌膚 10 秒。

POINT

搭配打呵欠動作，能幫助開通耳下淋巴通道、平衡內耳壓力、降低交感神經衝動！

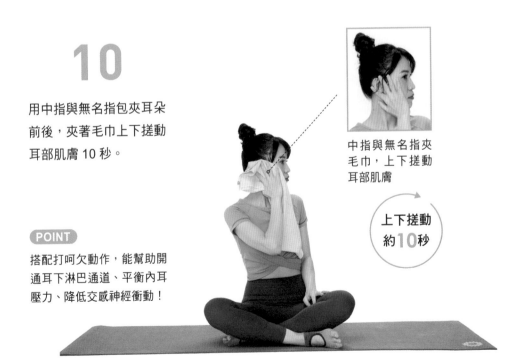

中指與無名指夾毛巾，上下搓動耳部肌膚

上下搓動
約**10**秒

11

稍微放輕力道，將毛巾分別以上下及左右來回搓動頸部前側 10 秒。

以上下 & 左右方向來回搓動

各搓動約 **10秒**

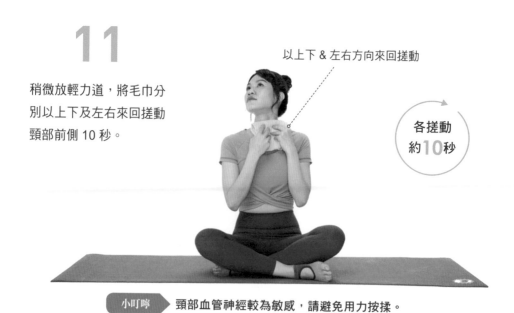

小叮嚀　頸部血管神經較為敏感，請避免用力按揉。

12

來回拉動毛巾，搓動後頸部與枕骨下區域

枕骨

將毛巾放在頸後來回拉動，搓動後頸部與枕骨下區域 10 秒。此時可搭配輕輕轉頭或點頭，加強不同筋膜層的相互滑動。

各搓動約 **10秒**

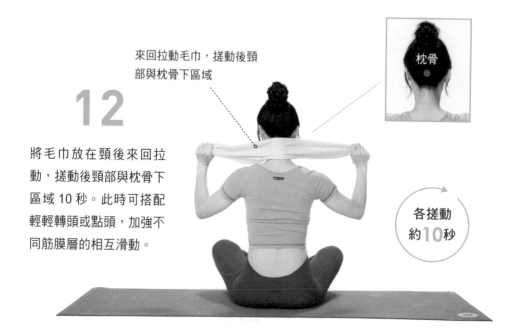

13

接著再做一次步驟 1 與
步驟 2，最後雙手放在膝
蓋，閉眼配合 3 次深呼
吸休息，結束動作。

深呼吸
3次

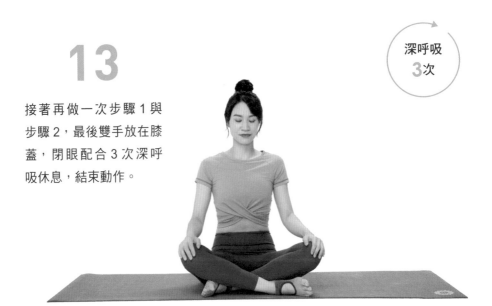

前胸×手臂手法

共做
1 回

適用狀況 ・運動後痠痛 ・心因性胸悶 ・呼吸不順暢
・肩膀緊繃 ・過度勞動或辦公室工作族群久坐後
＊此運動為避免衣物阻隔，建議可於洗澡後不穿衣物時施作

使用道具 ・小型筋膜滾筒 *1（或保溫瓶）
・中等硬度筋膜球 *1（或網球）
・略粗糙長毛巾 *1 條

1

雙手在胸前交叉，五指平
放在鎖骨，食指與中指施
力，單向由外往內滑動，
鎖骨上皮膚 5 次，不來
回拉動。

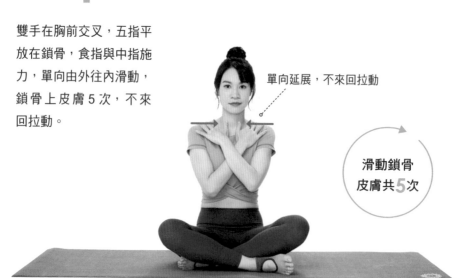

單向延展，不來回拉動

滑動鎖骨
皮膚共 5 次

2

配合深呼吸轉動肩關節，
先由前向後轉動 5 次，
再由後向前轉動 5 次，
吸氣時轉動，吐氣回正。

前胸×手臂 手法

肩膀前轉後
再後轉前
各**5**次

3

以毛巾依序定點搓揉：鎖
骨、肩膀、肩胛、胸前、
胸骨與側邊肋骨、上臂、
下臂、手心、手背、手指
的肌膚各 5 ～ 10 秒。

每處搓動
5～10秒

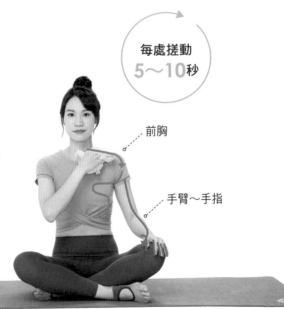

前胸

手臂～手指

小叮嚀　手臂內外都要搓揉到。

4

用小型筋膜滾筒放在地板或桌上，來回滾動整條正反手臂各 30 秒。

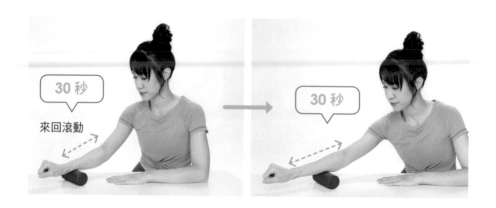

5

可趴地或起身呈坐姿，用筋膜球輕輕滾動胸前及肩關節較緊繃或有些微痛感的區域 30 秒，接著以當下姿勢重複步驟 1 與步驟 2。

每區域約 **30** 秒

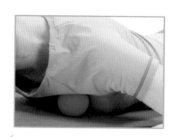

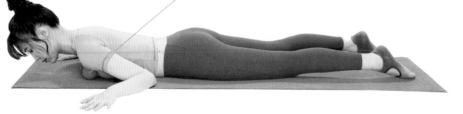

6

平緩呼吸
3～5分鐘

平趴地上，將捲成短筒狀
的毛巾放在胸骨前方，平
緩地呼吸 3 ～ 5 分鐘後
結束。

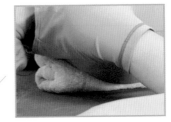

 小叮嚀

· 可平趴在或瑜伽墊或地上，不建
議趴在床或沙發。
· 須使用稍有厚度的運動毛巾或中
型浴巾❶。

❶：利用稍有厚度的毛巾捲及自身體重，能幫助在趴姿時簡單安全地放鬆胸骨周邊的小關節、
釋放關節壓力。由於胸骨後方有交感神經鏈經過，適當放鬆胸骨張力也可以讓交感神經衝動
下降，減少焦躁、緊繃等。

腹×腰×背部×腸道 手法

共做
1回

適用狀況　・運動後痠痛　・下背緊繃　・便祕　・腸胃脹氣
　　　　　・因疲倦少動或荷爾蒙影響的下半身水腫
　　　　　＊此運動為避免衣物阻隔，建議可於洗澡後不穿衣物時施作

使用道具　・略粗糙長毛巾 *1 條
　　　　　・按摩油適量

1

雙手在胸前交叉，五指平放在鎖骨，食指與中指施力，單向由外往內滑動鎖骨上皮膚 5 次，不來回拉動。

單向延展，不來回拉動

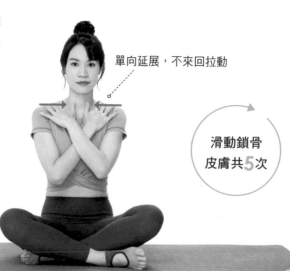

滑動鎖骨
皮膚共 **5** 次

2

配合深呼吸轉動肩關節，
先由前向後轉動 5 次，
再由後向前轉動 5 次，
吸氣時轉動，吐氣回正。

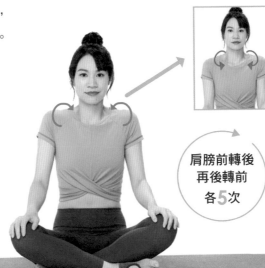

肩膀前轉後
再後轉前
各**5**次

3

將長毛巾放置背後，以右手在上、左手在下的姿勢，抓住毛巾來回拉動，以此搓動背部肌膚，同時配合身體旋轉，重複 10 次後換邊。

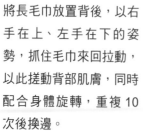

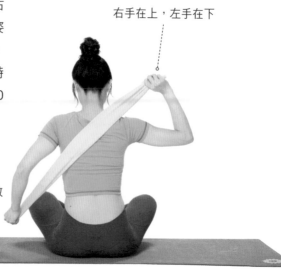

右手在上，左手在下

POINT

此動作務必將頭頸及腰部放鬆，不要出力支撐。

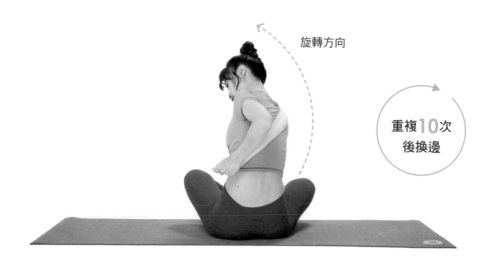

旋轉方向

重複**10**次
後換邊

4

將毛巾橫放在後腰處，前後來回搓動腰部到臀部上方肌膚 10 秒，可同時配合身體旋轉。

搓動
10秒

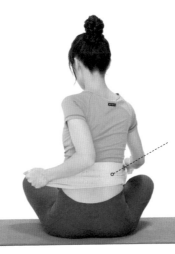

以毛巾在腰部至臀部
上方間來回搓動

5

平躺在瑜伽墊上屈膝（腳掌微向旁邊打開、膝蓋向內互靠），用毛巾慢慢畫圈搓動腹部，從橫膈下方到恥骨上方的肌膚。

搓動
20秒

膝蓋向內互靠

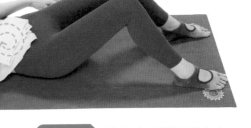

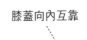 按壓時不要過度施力！

225

6

維持屈膝姿勢,將按摩油均勻塗抹在整個腹部,用食指與中指,依序單向滑動以下路線:左下腹往恥骨、左上腹往左下腹、右上腹往左上腹(經過肚臍)、右下腹往右上腹。

每條路線各
施作**5**次
重複**2**回

施作時留意:每條路徑皆為單向滑動

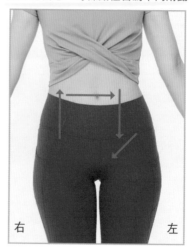

右　　　　　左

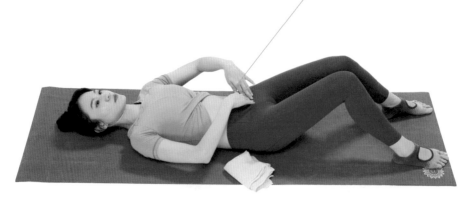

小叮嚀　力道不宜過深,有按壓的感覺即可。

7

以肚臍為起點向右開始繞圈，越繞越大直到從左邊前往到恥骨上方停止。

繞圈
共重複
5次

從肚臍向右繞，圓圈越繞越大繞，圓圈越繞越大

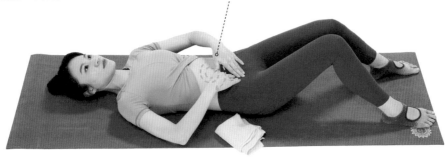

8

一手輕放在肚臍與恥骨中間（下腹）區域，一手放在橫膈處，吸氣時兩手隨腹部起伏被推起，吐氣時兩手降回起始位置，緩慢呼吸 3 ～ 5 次。接著以躺姿重複 1 次步驟 1 與步驟 2 後結束動作。

緩慢呼吸
3～5次

吸氣、讓腹部膨脹推起兩手

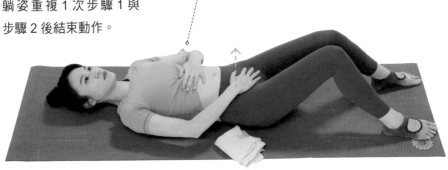

骨盆╳腿部手法

共做
1 回

適用狀況　・久站久坐久走後　・運動後痠痛
　　　　　・緩解橘皮組織或輕微靜脈曲張帶來的緊繃與疼痛
　　　　　・因疲倦少動或荷爾蒙影響的下半身水腫
　　＊此運動為避免衣物阻隔，建議可於洗澡後不穿衣物時施作。

使用道具　・略粗糙毛巾 *1
　　　　　・筋膜滾筒 *1（或保溫瓶）
　　　　　・中等硬度筋膜球 *1（或網球）

1

雙手在胸前交叉，五指平
放在鎖骨，食指與中指施
力，單向由外往內滑動鎖
骨上皮膚 5 次，不來回
拉動。

單向延展，不來回拉動

滑動鎖骨
皮膚共 5 次

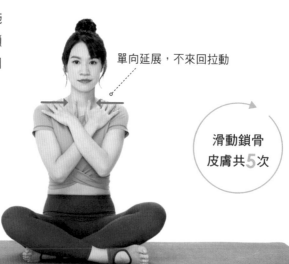

2

配合深呼吸轉動肩關節，
先由前向後轉動 5 次，
再由後向前轉動 5 次，
吸氣時轉動，吐氣回正。

肩膀前轉後
再後轉前
各**5**次

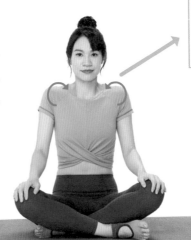

3

一手放肚臍與恥骨中間，
另一手放在橫膈處（或胸
前），吸氣，雙手隨腹部
起伏被推起，吐氣，雙手
同步下降。

吸氣，腹部膨
脹將兩手推起

緩慢呼吸
3～5次

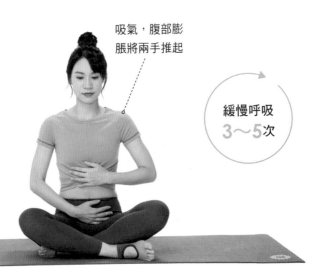

4

用毛巾定點且依序搓揉圖中部位：臀部、大腿內側、前側、外側、膝關節周邊及後側、小腿前側、小腿後側、腳踝、腳背、腳底、腳指頭的肌膚。一隻腳搓完，再搓另一隻。

每處
搓動約
5～10秒

POINT

搓揉膝關節周邊時力道須放輕。

❶臀部
❷大腿內側
❸大腿前側
❹大腿外側
❺膝關節週邊
❻膝關節後側
❼小腿前側
❽小腿外側
❾小腿後側
❿腳踝
⓫腳背
⓬腳底
⓭腳趾頭

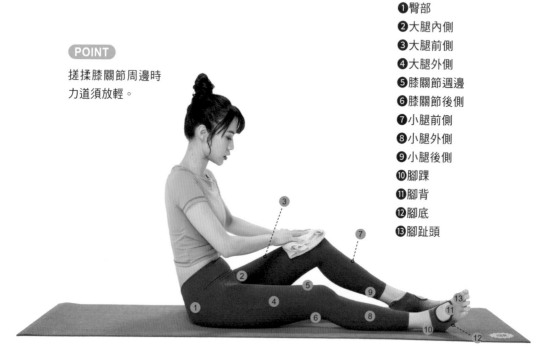

* 正確順序為同腳搓動完後，再換另一腳，為方便在圖中標示部位，會在兩腿的對應部位分別標示。

5

用筋膜滾筒滾動整條腿部
30 秒。

POINT

可將滾筒放在地上，以腿就
滾筒滾動放鬆

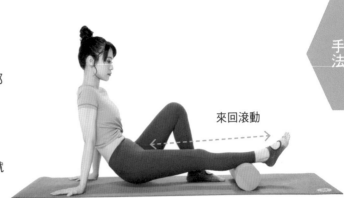

來回滾動

6

用筋膜球輕輕滾動臀部及
腳底比較緊繃或有些微痛
感的區域 30 秒。

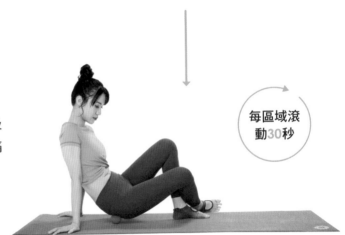

每區域滾
動**30**秒

7

接著平躺在地，依序重複
步驟 3 → 步驟 2 → 步驟
1 的動作。最後平緩呼吸
3 ～ 5 分鐘，結束練習。

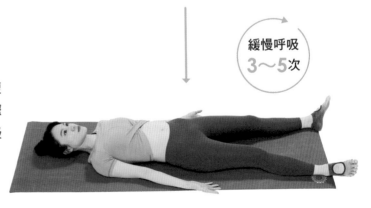

緩慢呼吸
3～5次

只要找對方法，
淋巴水腫不可怕！

給患有淋巴水腫的朋友

　　我知道淋巴水腫的發生就像一場惡夢，而當我們知道它竟然是「慢性疾病」、「無法治癒」、「須終生控制」這就是第二場惡夢。或許你會以為第三場惡夢就是無止盡的治療迷宮，沒有任何方向、沒有任何明確計劃、沒有看見消腫的希望。

　　事實上，並非如此。這本書可以當作讓你踏出惡夢迴圈，開始替自己的健康編織好夢的第一步，讓你的治療之路不再是混亂的一場夢，而是實實在在地開始淋巴水腫消腫計劃。我常跟我的個案說：「當我們開始進行治療，最糟的狀況就被留在初次評估的那一天了！」

　　當然，踏實的治療更需要的是自己協助自己，我們必須認知到：「這是我的身體，我要對自己的身體負責。」找到合適的醫療單位、找到合格有經驗的治療師（或醫師）、討論出屬於自己的治療計劃，然後，好好配合你的主治治療師（或醫師）並誠實以對，醫病互相

配合才能真正走出一條美妙的消腫之路！

淋巴水腫的你並不孤單！一起加油吧！

給家有淋巴水腫個案的親友

首先，我想要謝謝你們的陪伴與支持，讓淋巴水腫的朋友有了很大的心理支柱。很多時候，淋巴水腫的症狀並不是很明顯，但帶來的身體負擔卻非常大。畢竟這樣的痛苦沒有發生在我們身上，無法真正體會那種不舒服，但相信我，沒有人願意自己有淋巴水腫，沒有人的淋巴水腫是假裝出來的。

如果你身邊的淋巴水腫朋友，因為身體不適產生了沮喪、憂鬱、憤怒等負面情緒，比起叫他忍耐、懷疑他裝病，更棒的選擇是幫他找到解決的方向。若時間有餘，更歡迎陪伴他尋求專業協助，一起了解淋巴水腫這件事，同時也更能了解未來要怎麼預防、改善跟維持。

最重要的是，我們不要當密醫親友！太多淋巴水腫的朋友在親友的「關心」下，使用許多錯誤的消腫方式，反而造成更多健康問題。例如：我們可以到廟裡為他祈禱，而不是帶他去深山的無名廟，讓乩童用香在患肢戳洞，使組織液流出導致蜂窩性組織炎。也可以提醒要多喝水、適度運動、吃原型抗氧化食物、必要時帶他去找合格營養師做減重諮詢，而不是推薦一堆保健食品，最後造成肝腎更多負擔、還要面臨洗腎！

淋巴水腫的身心問題除了自我認同感低落，更大的因素往往來自身邊的人的不理解、訕笑、質疑。如果真的不知道該怎麼幫助他，那就送他這本書吧！

給想幫助淋巴水腫個案的專業醫療人員

在臺灣醫療臨床上，我們都看過很多淋巴水腫的個案，相信大家也都很認真的在協助他們。但若你的方式還是處於循環機、徒手

按摩、電療（低週波或中頻干擾）、利尿劑等模式，或是建議個案綁繃帶或穿壓力衣物，但卻不知道該怎麼幫他選擇。我想是時候讓自己 Level up 了！

　　大家都知道要升級才能打更厲害的怪。要知道，淋巴水腫絕對不是普通等級的怪，我們甚至要用一輩子的專業發展來跟它對戰！

　　淋巴水腫影響的層面非常深遠，發生的因素也十分複雜。臺灣醫學分科並沒有正式的淋巴水腫專科（有醫師跟治療師整合成的一個科別），但我們還是可以參加正式的國際培訓認證課程，學習完整的治療技巧與照護觀念，從自身專業能力提升做起，時間一拉長，一切一定會不一樣！

　　若沒有意願走入專科的話，也歡迎將淋巴水腫個案轉介給有認證的治療師或醫師。醫療本來就該多科共同照護，好的轉介可以確實幫助更多無助的個案！

淋巴水腫日常檢測表

淋巴水腫日常檢測表格（請以患側或患區為主要檢測區域）

☐ 異常搔癢

☐ 僵硬感

☐ 腫脹感

☐ 局部溫度上升

☐ 灼熱感

☐ 緊繃感

☐ 沉重感

☐ 麻木感（觸碰時感覺好像隔一層布）

☐ 電流刺麻感

☐ 疼痛感

☐ 感覺區塊性的組織液堆積在皮膚底下

☐ 關節活動受限（手指、手肘、肩膀、頸部、髖關節、膝蓋、腳踝、腳趾）

☐ 身體感覺活動受限（前彎、後仰、側彎、旋轉等）

☐ 感覺身體或肢體裡面有東西在拉扯，讓活動日常不順暢

☐ 皮膚發紅

☐ 皮膚感覺乾燥粗糙

☐ 皮膚看起來像橘子皮、毛孔變大

☐ 皮膚出現小粉刺或毛髮變粗變長

☐ 頸部、腋下、鼠蹊淋巴結腫大

☐ 容易感覺疲倦無力

檢測日期＿＿＿＿＿＿＿＿ 本週檢測有＿＿＿＿＿＿＿＿格

附錄②

如何取得認證，
成為淋巴水腫治療師？

想要獲得正式的淋巴水腫治療師認證，以下是國際不成文但通用的必要條件：

‧有國家認可的正式醫療人員證照 (執業證明) 才能報名完整認證課程。

‧在國際認可的淋巴水腫治療教育機構受訓至少 135 個小時。

‧整個訓練時數通常會被分成幾個階段進行，但總數一定要超過 135 個小時才是完整受訓課程的最基本要求。

受訓內容

淋巴水腫治療師受訓內容，除了完整的淋巴系統了解、淋巴動力學、淋巴路徑、淋巴與其他組織關係，還要包括淋巴水腫分類級別、徒手淋巴引流技巧及個案可用路徑判別、壓力治療評估與處方

設計、個案整體評估與治療處方設計、困難案例分析等課程。

依不同學校的學程規定，培訓期包括各種大小考試，不及格的學員就無法取得認證❶。一般在臨床上能夠有機會直接治療淋巴水腫個案的，大多以物理治療師、職能治療師及護理師為主。國際醫學教育機構非常建議相關科別的醫師，也能夠取得淋巴水腫治療師認證，如此更能在醫師端給予個案完整的衛教資訊並，與其他專業合作。

另外，有些國家會由第三方單位再次做審核，給予一個比較統一的認證。例如在北美執業的治療師，可以再考取「北美淋巴醫學協會 」(Lymphology Association if North America, LANA) 所頒發的認證。取得淋巴水腫治療師認證之後，再次進行相關考試取得資格，相較之下對需要在北美執業的治療師，可提高自己專業價值的認證，而也是提供淋巴水腫個案找尋醫療協助時的專業能力與參考憑據之一。澳洲也是類似規範，而日本則是政府直接認可相關教育訓練的學校，並給予學費補助。

---

❶：通常要求很高，及格分數為 70 甚至以上。

國際認可的教育機構

國際有提供完整受訓認證課程的學校，僅列出代表性機構：

Dr. Vodder Akademie der Wittlinger Gruppe

Dr. Vodder School International

Academy of Lymphatic Studies (ACOLS)

Földi College

Klose Training

Norton School of Lymphatic Therapy

日本浮腫緩和療法協會

ILWTI (International Lymphedema & Wound Training Institute)

結業後的再教育（以作者個人經驗為例）

① Dr. Vodder School 系統

　　以上學校中，唯一需要每兩年重新認證、驗收治療手法，及更新觀念的學校為 Dr. Vodder 系統。主要是其強調教授的徒手淋巴引流手法最為原創，沒有經過任何更動的經典臨床手法，希冀經由兩年一次的回訓保持畢業生的手感。

② 日本浮腫緩和療法協會

　　每間學校都有自己的教學重點特色，例如日本浮腫緩和療法協會，在廣島的國際淋巴水腫診所中，提供校友與學校導師共同會診

的治療療程，並提供一年多次的付費或免費的進階講座。這些豐富多元的進階進修，也是期許該校結業治療師在臨床應用上能更加細膩、思維更多變，並與其他專科有共同語言。

③ Klose Training

有許多付費線上主題進修課，提供給有特殊需求或想要更專研某類淋巴水腫個案更深入的學習與探討。

根據不同學校的風格與學派觀念，為提供畢業治療師有更多醫學臨床上的應用與學習，每間學校都會有自己的在職進修教育課程。而這些進階再教育課程，也都僅限於有正式認證的淋巴水腫治療師才能報名進修。

若想在醫學臨床上持續給予個案更合適精準的治療，身為專業領域的醫療人員，就要有不斷進修學習的心理準備與熱忱，因此，了解如何找尋這些進修管道，相對也是非常重要的功課。

附錄③
淋巴水腫治療師認證及成長

以下是我一路上來到全世界各地不斷學習的過程及恩師！

◎ Dr. Masa 特別強調徒手淋巴引流的特殊性，並非一般按摩手法，並分享了徒手淋巴引流用於運動選手運動恢復與運動傷害上的優異介入成效。

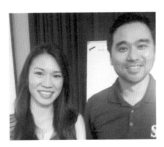

2014 與大聯盟西雅圖水手隊首席物理治療師 Dr. Masashiro Takakura 合影

◎認識 Robert 將近十年，每次在臨床或與其他專業合作有任何問題時，我都會寫信詢問他的想法，幫助我做更周全的思考。感謝 Robert 一路上的鼓勵肯定，讓我從一個只想獨自做事的人，逐漸轉變成長願意負更大責任、帶領一個專業團隊，用眾人之力幫助更多人！

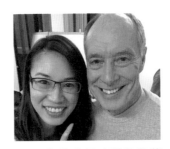

2016 與治療師培訓的啟蒙導師，同時是 Dr. Vodder School 國際學校榮譽校長 Robert Harris 合影

◎身為物理治療博士的 Sara，不但在物理治療醫學有很多的臨床經驗，更強調身心健康的兼顧。Sara 鼓勵我不要只學習 MLD 這項技術，而要多方學習，例如內臟筋膜治療、GYROKINESE(R)、呼吸訓練等，並整合應用，才有能力給予淋巴水腫個案更人性化、生活化、精準的治療介入。因此我很榮幸能跟著她的引導，讓我的診所得以提供更全面的專業協助。

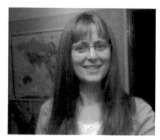

Sara是Dr. Vodder School 的資深講師，也是美國華盛頓地區Therapy Solutions, PLLC物理治療診所的負責人

◎當時接觸的頭頸個案還不算多，在頭頸癌淋巴水腫研討大會中，討論到許多發聲、吞嚥及動作失能的治療介入，成為我日後治療頭頸癌個案的穩定基礎。後續有學習高階內臟筋膜治療技巧，讓我在頭頸癌、頸椎胸椎術後個案的治療處方設計上，得以用更多面向去思考。

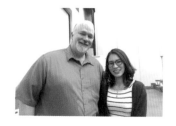

2017 與 Norton School 首席頭頸癌淋巴水腫治療師 Brad Smith 合影

◎大塚教授是日本淋巴水腫整合治療界重要的大推手，在三十多年前就走訪歐洲各地，學習當時最進步的技術並引進日本。日後，大塚教授對我的提攜鼓勵甚多，也是讓我決定為台灣淋巴水腫專業發聲的關鍵人物之一。

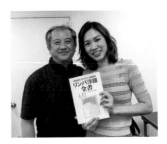

2017 與日本整合性治療權威及日本浮腫緩和療法協會理事長大塚俊介教授，於日本淋巴水腫治療師培訓課程中合影，榮幸獲贈大塚教授撰寫的日文教科書一本

◎ Hildegard 是 Dr. Vodder 的朋友，擁有最原始無做任何調整的治療手法技術。被她的手治療感覺像被雲朵撫過，卻又精準地帶動淺層淋巴流動，沒有過多的力道，一切都恰到好處。課程最後，Hildegard 鼓勵大家成為一位「先把自己的健康照顧好」的治療師，因為有健康的治療師，才有辦法帶領個案獲得健康！目前已 93 歲的 Hildegard 於 2020 獲得奧地利提洛爾國家榮譽勳章，以茲表揚與感恩她在徒手淋巴引流作為先驅的成就。

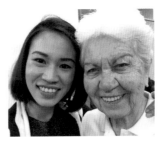

2018 年與淋巴引流及淋巴水腫醫學的創始先驅三巨頭之一的 Hildegard Wittlinger 合影

◎ Prof. Robert Schleip 為德國 Ulm 大學筋膜研究室負責人，研究著作等身的他，擁有開闊思想和活潑個性，在會中與他聊淋巴醫學與筋膜醫學的相互影響和未來發展，受益良多！同時也被鼓勵持續在這兩個專科領域學習，能跟隨巨人的腳步甚至站上肩頭眺望世界，對我的個案們會是最有幫助的事！

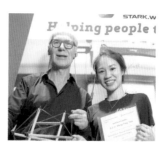

2019 年與現代筋膜醫學三巨頭之一的 Prof. Robert Schleip 於筋膜醫學研討會上合影

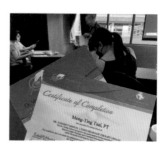

作者獲取合格淋巴水腫治療師證書

附錄④

3月6日世界淋巴水腫日，手護健康與您同在！

　　每年的 3 月，世界各地的淋巴水腫支持團體無不利用機會再次大聲疾呼：「淋巴水腫是不可被忽視的慢性疾病與生活品質問題！」

　　患有淋巴水腫是一個真正的挑戰：不僅對個案而言，對個案的家人朋友，甚至對治療個案的專業人員都是一個挑戰。若有著足夠的專業資源支持，或知道有同樣的人也一起努力著，相信對淋巴水腫個案來說，知道自己並不孤單，面對挑戰將會更有力量！

　　非常感謝多年來一直跟著我們手護健康團隊，努力抗腫的個案們願意站出來，一起錄製了一部小短片，此影片同時也被分享到國際淋巴水腫支持平台，讓更多臺灣甚至世界各地的淋巴水腫朋友知道：

　　「我也有淋巴水腫，我們一起加油！」

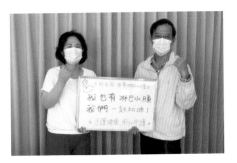

給所有想更了解淋巴水腫健康議題的人

我與我們團隊夥伴及各方有志一同的朋友創立了一個學會,「臺灣淋巴水腫暨腫脹學會 Taiwan Lymphedema & Edema Association, TLEA」,歡迎大家根據自己的需求申請入會,期許加入我們的行列,一起為臺灣淋巴水腫醫療與專業知識推廣,盡一份心力!一起跟上世界的腳步!

若您是醫療人員:歡迎加入,一起協助更多淋巴水腫個案,找回身心平衡的健康生活!

YouTube 影片完整版

更多手護抗腫故事

臺灣淋巴水腫暨腫脹學會
Facebook

臺灣淋巴水腫暨腫脹學會
Instagram

ACKNOWLEDGMENT

謹以此書獻給素珠、思蓉、淑貞、東珠、素花、鳳英、貴葉、俊良、寶華。感謝您們用盡生命力量支持我、信任我，讓我在專業成長路上面臨到挑戰與挫折時，得以有更大的信念繼續前行。

感謝我的外婆黃鄭玉燕女士，沒有您當初的提點和鼓勵，就沒有今天堅守專科的我。

感謝我的先生與家人，這十多年來默默地陪伴我、接受我的工作偏執，替我完成許多工作之外的生活大小事。

感謝幫助我完成此書的專業編輯微宣、小藍跟美編，因為有妳們，才讓生硬的專業有了更多的生命力和親切感，謝謝妳們帶領著我一起將知識分享出去。

感謝手護健康體系的夥伴們，以及每一位購買、閱讀、贈送這本書的朋友，謝謝你們讓淋巴水腫健康議題更受重視，造福更多深受淋巴水腫之苦的人們。

感謝寫出這本書的自己，因為此書讓我更堅信：學海無涯，謙卑學習才能給出更專業的協助，請繼續努力。

最後要感謝琲琲姐，沒有妳的推力，就沒有這本書的產出。謝謝妳讓我有機會用專業為社會付出一份心力。

2024.03.01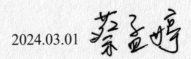

國家圖書館出版品預行編目資料

淋巴水腫 消腫解痛聖經：全方位照護知識 X3 分鐘自
療輕運動，有效改善長年腫痛與不適 / 蔡孟婷著 . --
臺北市：三采文化股份有限公司，2024.03
　面；　公分 . -- (三采健康館；160)
ISBN 978-626-358-289-7(平裝)

1.CST: 淋巴疾病 2.CST: 水腫 3.CST: 健康法

415.64　　　　　　　　　　113000305

個人健康情形因年齡、性別、病史和特殊情況
而異，本書提供科學、保健或健康資訊與新
知，而非治療方法，建議您若有任何不適，仍
應諮詢專業醫師之診斷與治療。

suncolor 三采文化

三采健康館 160

淋巴水腫 消腫解痛聖經

全方位照護知識✕3 分鐘自療輕運動，有效改善長年腫痛與不適

作者｜蔡孟婷

編輯二部 總編輯｜鄭微宣　主編｜李媁婷　責任編輯｜藍勻廷

文字編輯｜賴沂青　校對｜周貝桂　美術主編｜藍秀婷

封面設計｜李蕙雲　內頁設計｜魏子琪　插畫｜王小鈴

平面攝影｜藍陳福堂　動態攝影｜瀅宇視覺數位行銷有限公司　梳化｜黃薰嫻

發行人｜張輝明　總編輯長｜曾雅青　發行所｜三采文化股份有限公司
地址｜台北市內湖區瑞光路 513 巷 33 號 8 樓
傳訊｜TEL:8797-1234　FAX:8797-1688　網址｜www.suncolor.com.tw
郵政劃撥｜帳號：14319060　戶名：三采文化股份有限公司
本版發行｜2024 年 3 月 29 日　定價｜NT$600